VERHANDLUNGEN

DER

PHYSIOLOGISCHEN GESELLSCHAFT

ZU BERLIN.

EINUNDZWANZIGSTER JAHRGANG.

OCTOBER 1895 BIS AUGUST 1896.

BERLIN.
PHYSIOLOGISCHE GESELLSCHAFT.
1896.

Druck von **Metzger & Wittig** in Leipzig.

Autorenregister.

Anm. Von den mit einem * versehenen Vorträgen findet sich kein Auszug in den Verhandlungen. — Die römischen Zahlen bedeuten die Sitzungsnummer, die deutschen die Seite.

Sachregister.

Anm. Von den mit einem * versehenen Vorträgen findet sich kein Auszug in den Verhandlungen. — Die römischen Zahlen bedeuten die Sitzungsnummer, die deutschen die Seite.

Mitglieder-Verzeichniss.

1895—1896.

1. Dr. Rudolf Virchow, Professor, Geh. Rath, Schellingstr. 10, — Ehrenmitglied
2. „ E. du Bois-Reymond, Geh. Rath, Professor, Neue Wilhelmstr. 15, — I. Vorsitzender.
3. „ Herm. Munk, Professor, Matthäikirchstr. 4, — II. Vorsitzender.
4. „ Sklarek, Lützowstr. 63, — Kassirer.
5. „ Zuntz, Professor, Lessingstr. 50, — I. Schriftführer.
6. „ H. Thierfelder, Professor, Dorotheenstr. 35, — II. Schriftführer.
7. „ I. Munk, Professor, Hindersinstrasse 5, — Bibliothekar.

Mitglieder der Aufnahme-Commission:

8. „ Bernhardt, Professor, Französischestr. 21.
9. „ Goldscheider, Professor, Courbièrestr. 9a.
10. „ Riess, San.-Rath, Professor, Königgrätzerstr. 19.
11. „ Salkowski, Professor, Paulstr. 9.
12. „ J. Sander, Hagelsbergerstr. 37.
13. „ Senator, Professor, Geh. Rath, Director der Königl. Univ.-Poliklinik, Bauhofstr. 7.

14. „ Hugo Apolant, Markgrafenstrasse 39/40.
15. „ Aschoff, Geh. Rath, Belle-Allianceplatz 11a.
16. „ Auerbach, Alexandrinenstr. 41.
17. „ A. Baginsky, Professor, Potsdamerstr. 5.
18. „ B. Baginsky, Priv.-Doc., Kochstrasse 10.
19. „ C. Benda, Priv.-Doc., Kronprinzenufer 30.
20. „ B. Bendix, Friedrichstr. 131c.
21. „ Bessel, San.-Rath, Kanonierstr. 2.
22. „ Blaschko, Friedrichstr. 104a.
23. „ Blumenfeld, Oranienburgerstrasse 34.
24. „ Boer, San.-Rath, Kgl. Hofarzt, Alsenstr. 8.
25. „ René du Bois-Reymond, Charlottenburg, Uhlandstr. 188.
26. „ Brieger, Prof., Alexander-Ufer 7.
27. Dr. Brösicke, Kurfürstendamm 134.
28. „ W. Cohnstein, Bayreutherstr. 32.
29. „ W. Cowl, Gleditschstr. 5.
30. „ Dennert, San.-Rath, Alexanderstrasse 44.
31. „ Doenitz, Prof., Rathenowerstr. 83.
32. „ Ehrenhaus, San.-Rath, Friedrichstrasse 127.
33. „ Ehrlich, Prof., Lützowstr. 88.
34. „ S. Engel, Wendenstr. 4.
35. „ S. Epstein, Charlottenburg, Herderstr. 7.
36. „ Ewald, Prof., Lützowplatz 5.
37. „ A. Fraenkel, Prof., Krankenhaus am Urban.
38. „ B. Fraenkel, Geh. Rath, Prof., Lennéstr. 4.
39. „ Frentzel, Priv.-Doc., Würzburgerstrasse 18, I.
40. „ Fritsch, Prof., Geh. R., Roonstr. 10
41. „ Gnauck, Dorotheenstr. 52.

Anm. Die mit * bezeichneten sind im Laufe des Jahres ausgeschieden.
Zahl der Mitglieder October 1896: 128.

42. Dr. Grawitz, Stabsarzt, Corneliusstrasse 5.
43. „ Grunmach, Prof., Regentenstr. 11.
44. „ Güterbock, Prof., Med.-Rath, Margarethenstr. 2/3.
45. „ Gusserow, Geh. Rath, Prof., Roonstr. 4.
46. „ Gutmann, Schiffbauerdamm 20.
47. „ Hansemann, Derflingerstr. 21.
48. „ Otto Hauser, Brückenallee 36.
49. „ E. Herter, Priv.-Doc., Johannisstrasse 3.
50. „ P. Heymann, Potsdamerstr. 131.
51. „ Hirschberg, Prof., Geh. Rath, Karlstrasse 36.
52. „ Horstmann, Prof., Am Karlsbad 12.
53. „ Jacobson, Assist. a. d. Univ.-Ohrenklinik, Priv.-Doc., Eichhornstrasse 1.
54. „ Jacquet, Geh. San.-Rath, Mohrenstrasse 29/30.
55. „ Jakob, Kronprinzenufer 26.
56. „ Jastrowitz, Alt-Moabit 131.
57. „ Robert Immerwahr, Doernbergstr. 7.
58. „ Jolly, Geh.-Rath, Prof., Alexander-Ufer 7.
59. „ Joseph, Potsdamerstr. 31a.
60. „ J. Israël, Prof., dir. Arzt am jüd. Kr.-H., Mohrenstr. 7.
61. „ O. Israel, Prof., Charlottenburg, Knesebeckstr. 1.
62. „ Jürgens, Custos am Pathol. Instit.
63. „ Otto Kalischer, Schmidstr. 5.
64. „ Katzenstein, Oranienburgerstrasse 59.
65. „ Klemperer, Priv.-Doc., Roonstr. 1.
66. „ Koebner, Prof., Magdeburgerstr. 3.
67. „ Koenig, Prof., Flemmingstr. 1.
68. „ H. Kossel, Burggrafenstr. 5.
69. „ H. Krause, Prof., Neustädtische Kirchstr. 13.
70. „ Kronthal, Landgrafenstr. 19.
71. „ Laehr, Oberarzt an der kgl. Charité, Unterbaumstr. 7.
72. „ Langenbuch, San.-Rath, Prof., Dir. d. Lazaruskrankenh., Schiffbauerdamm 18.
73. Dr. Lassar, Prof., Reichstags-Ufer 1.
74. „ Lazarus, San.-Rath, dir. Arzt am jüd. Krankenh., Luisenstr. 31b.
75. „ Lehmann, Prof. a. d. Landwirthschaftl. Hochschule, Werftstr. 13.
76. „ Julius Lehmann, Plan-Ufer 24.
77. „ Max Levy-Dorn, Kanonierstr. 30.
78. „ Lewandowski, Eichhornstr. 9.
79. „ G. Lewin, Geh. Rath, Prof., Roonstr. 8.
80. „ L. Lewin, Prof., Hindersinstrasse 2.
81. „ Lewy, Mittelstr. 21.
82. „ von Leyden, Geh. Rath, Prof., Bendlerstr. 30.
83. „ Liebreich, Geh. Rath, Prof., Neustädt. Kirchstr. 9.
84. „ Litten, Prof., Königgrätzerstr. 8.
85. „ Loewy, Priv.-Doc., Kurfürstenstrasse 167.
86. „ Lucae, Prof., Geh. R., Lützowpl. 9.
87. „ A. Magnus-Levy, Krankenhaus am Urban.
88. „ Jacques Mayer, San.-Rath in Carlsbad.
89. „ Paul Meissner, Bülowstr. 46.
90. „ Mendel, Professor, Schiffbauerdamm 20.
91. „ Martin Mendelsohn, Priv.-Doc., Neustädt. Kirchstr. 9.
92. „ Max Meyer, Maassenstr. 27.
93. „ H. Michaelis, Dörnbergerstr. 1.
94. „ Miller, Prof., Lennéstr. 3.
95. „ Müller, Potsdamerstr. 115.
96. „ Neisser, Potsdamerstr. 118.
97. „ Alb. Neumann, Wichmannstrasse 15.
98. „ Nitze, Priv.-Doc., Wilhelmstrasse 33b.
99. „ Oppenheim, Prof., Zelten 20.
100. „ Peltesohn, Potsdamerstr. 22a.
101. „ Plehn, Neu-Kölln am W. 1a.
102. „ Posner, Prof., Anhaltstr. 14.
103. „ Rawitz, Priv.-Doc., Invalidenstrasse 32, II.
104. „ Remak, Prof., Mauerstr. 40.
105. „ S. Rosenberg, Karlstr. 15.
106. „ Rosenheim, Priv.-Doc., Dorotheenstr. 45.

107. Dr. O. Rosenthal, Potsdamerstr. 23.
108. „ Rumler, Königgrätzerstr. 124.
109. „ G. Salomon, Priv.-Doc., Königgrätzerstr. 78.
110. „ Schelske, Priv.-Doc., Beethovenstr. 3.
111. „ Schilling, Chausseestr. 8.
112. „ Schoeler, Prof., Alexanderufer 1.
113. „ Schotten, Reg.-Rath, Prof. Zelten 13.
114. „ Paul Schultz, Assistent am physiol. Institut, Dorotheenstrasse 35.
115. „ Schumburg, Stabsarzt, Friedrichstr. 140.
116. „ Schwabach, Karlsbad 1a.
117. „ Schweigger, Geh. Rath, Prof., Roonstr. 6.
118. „ Schwerin, Schmidstr. 29.
119. „ Stadthagen, Wilhelmstr. 99.
120. Dr. Paul Strassmann, Platz vor dem neuen Thore 3.
121. „ Trautmann, Generalarzt, Prof., Kurfürstenstr. 91.
122. „ H. Virchow, Prof., Prosect., Bendlerstr. 29.
123. „ Waldeyer, Geh. Rath, Prof. Lutherstr. 35.
124. „ Wertheim, Oranienburgerstr. 69.
125. „ Wiener, Königgrätzerstr. 82.
126. „ E. Woerner, Schellingstr. 31.
127. „ J. Wolff, Prof., Neustädtische Kirchstr. 11.
128. „ M. Wolff, Prof., Potsdamerstrasse 134a.

Auswärtige Mitglieder:

1. Prof. W. Koch in Dorpat.
2. Prof. H. Kronecker in Bern.
3. Prof. J. Gad in Prag.

Ausgeschieden:

A. Neisser.

Eingetreten:

Jakob, Strassmann, Apolant, Meissner, P. Schultz, Schumburg, Laehr.

VERHANDLUNGEN

DER

PHYSIOLOGISCHEN GESELLSCHAFT

ZU BERLIN.

Jahrgang 1895—1896. № 1. 2. 29. November 1895.

I. Sitzung am 25. October 1895.

Vorsitzender: Hr. E. du Bois-Reymond.
Schriftführer: Hr. N. Zuntz.

1. Hr. René du Bois-Reymond hält den angekündigten Vortrag: Ueber die Wirkung der M. intercostales interni. (Vortragender wird die Versuche gemeinschaftlich mit Hrn. Masoin im Archiv für Physiologie veröffentlichen.)

2. Hr. Rawitz hält den angekündigten Vortrag: Ueber eine Modification der Haemateïnfärbung.

3. Derselbe hält den angekündigten Vortrag: Die Verwendung der Alizarine und Alizarincyanine in der histologischen Technik.

4. Hr. Benda spricht über Neurogliafärbung und demonstrirt bezügliche Praeparate.

5. Hr. Cl. du Bois-Reymond (als Gast) zeigte mit dem Kalklicht-Apparat Photographien des Hrn. Dr. J. Joly in Dublin, die verschiedene Gegenstände (Landschaft, Bildniss, Mikroskop, buntes Porzellan, Spectrum) in ihren natürlichen Farben darstellen. Die Bilder sind Glascopien der ersten Versuchsplatten des Erfinders selbst, der — durch gütige Vermittelung des Hrn. Dr. Jagor mit dem Vortragenden bekannt geworden —, ihm solche mit dankenswerther Bereitwilligkeit zur Verfügung gestellt hat. Bei nur geringen technischen Mängeln zeigen sie viele Einzelheiten in überraschender Naturtreue des Farbentones. Das Verfahren Dr. Joly's besteht darin, einen „Farbenschirm“ in der Camera vor die gewöhnliche orthochromatische Trockenplatte zu legen. Der Farbenschirm ist eine Platte aus Spiegelglas, auf welcher mit Ziehfedern und der Theilmaschine farbige Streifen von $^1/_8{}^{mm}$ Breite aufgetragen sind. Es werden dazu farbige Lasurtinten in drei möglichst den von Arthur König ermittelten Grundfarben entsprechenden Tönen benutzt. Die Streifen sind abwechselnd roth, grün und blau und der Intensität nach so abgestimmt, dass der Farbenschirm, aus genügender Ent-

fernung betrachtet, gleichmässig weiss erscheint. Die hinter dem Farbenschirm exponirte Platte liefert ein Negativ, das auf Glas copirt wird. Die Copie gleicht einer gewöhnlichen schwarzen Photographie, bis auf eine zarte Strichelung, die den Schatten der Farbenstreifen entspricht. Diese Schatten enthalten jedoch gerade die Verdunkelungs- oder Schwarzwerthe, die an jedem Orte von den Einzelstreifen des Farbenschirmes zu subtrahiren sind, um die ursprüngliche örtliche Mischfarbe wieder zu schaffen. Wird also jetzt das Positiv und der Farbenschirm scharf auf einander gepasst, so dass die Streifen sich decken, und in dieser Lage befestigt, so erscheint in der Durchsicht durch beide Gläser das naturfarbige Bild. In grosser Nähe oder unter dem Mikroskop erkennt man, dass lediglich das Roth, Grün und Blau des Schirmes mit dem zugemischten Grau der Bildschicht vorhanden sind; sobald man aber das Bild in die geeignete Entfernung vom Auge bringt, vollzieht sich in der Netzhaut die richtige Mischung, und die mannigfaltigsten Färbungen treten mit höchster Lebhaftigkeit auf. Hr. Joly versichert, dass die Farbenschirme binnen kurzem fabrikmässig hergestellt werden sollen. Da die Handhabung des Verfahrens sonst nichts erfordert als die jedem photographischen Anfänger geläufigen Handgriffe, wird alsdann der allgemeinen Ausübung nichts mehr im Wege stehen.

II. Sitzung am 8. November 1895.

Vorsitzender: Hr. E. du Bois-Reymond.
Schriftführer: Hr. N. Zuntz.

1. Hr. D. Hansemann hält den angekündigten Vortrag: Ueber die grossen Zwischenzellen der Hoden.

Die bekannten grossen Zellen in der Zwischensubstanz der Hoden wurden bereits von Henle, Leydig, Köllicker u. A. beschrieben. In allen Lehrbüchern finden sich Angaben über ihre Existenz. Dagegen weiss man über ihre Herkunft und ihre Bedeutung bisher sehr wenig. Waldeyer hat ihnen stets eine besondere Aufmerksamkeit geschenkt. Er ist der Ansicht, dass sie zu den Gefässen in einer ähnlichen Beziehung stehen, wie die Perithelien zu den Gefässen der Pia. Früher war er geneigt, sie in eine Reihe mit den Mastzellen zu stellen, neuerdings aber hat er sie ausdrücklich davon getrennt (Sitzung der Akademie vom 11. Juli 1895). Er hat ferner nachgewiesen, dass ganz ähnliche Zellen in der Glandula carotica und coccygea vorkommen, und dass sie auch zur Ursprungsstätte von Geschwülsten werden können. Auch Jakobsohn hat sich näher mit diesen Zellen beschäftigt[1] und giebt an, dass sie mit dem Alter beim Menschen zunehmen und sich mehr mit Pigment anfüllen.

Bei Untersuchungen über das Verhalten der Gewebe im Winterschlaf

---

[1] Virchow's *Archiv*. Bd. LXXV.

der Thiere fand ich bei Murmelthieren, dass die grossen Zwischenzellen während des Schlafes fast ganz fehlen, während sie im Frühjahr nach dem Erwachen so mächtig entwickelt sind, wie beim Eber, dem Kater, dem Maulwurf u. a. Die Zellen sind also kein constanter Factor, sondern können in ihrer Erscheinung wechseln. Beim normalen Menschen verhalten sie sich folgendermaassen: Beim Neugeborenen sind sie sehr deutlich. Zur Pubertätszeit nehmen sie mit der Entwickelung der Canälchen allmählich ab. Im kräftigen Mannesalter sind sie spärlich, so dass man nur hier und da kleine Gruppen von 5 bis 8 Zellen findet. Eine bestimmte Beziehung zur Spermatogenese, die in vielen Krankheitsfällen sehr schnell abnimmt, lässt sich nicht constatiren. Auch konnte eine feste Beziehung zu den Gefässen nicht gefunden werden. Mit zunehmendem Alter nehmen die Zellen nur unwesentlich zu und nur ganz ausnahmsweise kommt es zu einer deutlichen Wucherung derselben, so dass kleine Knötchen aus ihnen entstehen, die niemals so gross werden, dass sie mit blossem Auge gesehen werden können. Bei allen kachektischen Krankheiten nehmen die Zellen in mässigem Grade zu. Bei zwei Erkrankungsformen aber sind sie ganz regelmässig erheblich vermehrt, die eine ist die perniciöse Anaemie, die andere die Haemochromatosis. Die Hoden sehen dabei schon makroskopisch graubraun aus, sind von etwas zäherer Consistenz und die Canälchen lassen sich mit der Pincette nicht lang herausziehen. Obwohl sich hierbei die Zellen soweit entwickeln können, dass die Hoden wie die eines Ebers aussehen, so kann man an denselben doch niemals Wucherungserscheinungen wahrnehmen. Man muss daher annehmen, dass bestimmte Bindesubstanzzellen im Stande sind, sich in die grossen Zwischenzellen umzuwandeln. Die Anhäufung des braunen Pigmentes bedeutet nicht eine braune Atrophie, sondern eine Pigmentinfiltration, wie sich solche bei der Haemochromatose auch in anderen Zellen findet. Das Pigment ist in der Regel auch eisenhaltig.

Bei den interstitiellen Entzündungen des Hodens, z. B. bei Syphilis, Tuberculose, Gonorrhoe und Lepra betheiligen sich die Zellen nicht. Dagegen können sie, wie schon Waldeyer hervorhob, Geschwülste bilden, die grosszellige Sarcome darstellen mit einer deutlichen Zwischensubstanz und so ausgebildetem Stroma, dass sie bei schwacher Vergrösserung als alveolaere Carcinome imponiren können.

Ein ausführlicher Bericht über die Zellen mit Abbildungen ist in Virchow's Archiv Bd. CXLII, S. 538 erschienen.

2. Hr. Rawitz sprach: **Ueber den Einfluss verdünnten Seewassers auf die Furchungsfähigkeit der Seeigeleier.**

In Bd. LV des Pflüger'schen Archivs für die gesammte Physiologie findet sich eine Abhandlung von J. Loeb, betitelt: „Ueber eine einfache Methode, zwei oder mehr zusammengewachsene Embryonen aus einem Ei hervorzubringen." Der Autor beschreibt darin Versuche, welche er an Seeigeleiern derart angestellt hat, dass er sie 10 Minuten nach vorgenommener künstlicher Befruchtung in ein Seewasser brachte, „dem 100 Procent seines Volumens destillirtes Wasser zugefügt war." Wurden die Eier nach einiger Zeit in gewöhnliches Seewasser zurückgesetzt, so furchten sie sich in normaler Weise und zwar entstanden nun, da in dem verdünnten Seewasser ein Theil der Eisubstanz durch einen Riss der Eihaut als „Extraovat" ausgetreten und mit dem Reste des Eies in Verbindung geblieben war, Zwillingsembryonen, einer vom Eirest, der andere vom Extraovat.

Das hohe theoretische Interesse, welches diesen Beobachtungen unstreitig zukommt, hat mich veranlasst, als ich im vergangenen Jahre mit Unterstützung des Königl. Preussischen Cultusministerii und der Direction des Berliner Aquarium, denen beiden ich dafür aufrichtigen Dank sage, in der zoologischen Station zu Rovigno arbeitete, die Loeb'schen Versuche nachzumachen. Kann ich auch nicht die Angaben von Loeb über Zwillingsbildung bestätigen, was möglicher Weise auf die Differenz der benutzten Arten (Loeb: eine nicht genannte Art von Arbacia, ich: Strongylocentrotus lividus) zurückzuführen ist, so haben meine Versuche doch einige Resultate ergeben, deren kurze Mittheilung nicht ohne einiges Interesse sein dürfte.

Eier von Strongylocentrotus lividus wurden 10 Minuten nach der Besamung in ein gemäss der Vorschrift von Loeb mit destillirtem Wasser verdünntes Seewasser gebracht, nach 15 Minuten wurde das 6fache an normalem Seewasser beigefügt, dann, nachdem sich die Eier zu Boden gesenkt hatten, das Seewasser abgegossen und normales aufgefüllt. Im Ganzen habe ich drei Befruchtungsversuche, an drei verschiedenen Tagen je einen, ausgeführt, aber nur bei einem ein positives Resultat erhalten. In den beiden resultatlos verlaufenen Versuchen hatten fast alle Eier, von deren gelungener Befruchtung ich mich vor Zusatz des verdünnten Seewassers durch das Mikroskop überzeugt hatte, ein oder zwei Extraovate, aber keines derselben furchte sich nach Zurückbringen in normale Verhältnisse, alle vielmehr zerfielen nach längerer oder kürzer Zeit krümlich.

In dem Versuche mit positivem Ergebnisse wies nur ein Theil der Eier ein Extraovat auf, die meisten waren normal geblieben; worauf die hier hervorgehobene Differenz beruht, vermag ich nicht zu sagen. Während die unverändert gebliebenen Eier in ganz normaler Weise sich furchten, war an den Eiern mit Extraovat Folgendes zu beobachten.

Der innerhalb der Eihaut verbliebene Eirest, dessen Volumen stets beträchtlicher war als das des Extraovates, welch' letzteres auch niemals den Kern enthielt, hatte sich so ausgedehnt, dass er einem normalen Seeigelei vollkommen glich. Die Eihaut, in welcher der Riss, aus dem das Extraovat ausgetreten, deutlich erkennbar war, bildete nirgends Falten, welche auf eine Verkleinerung des Volumens hingewiesen hätten. Nach normaler Zeit, d. h. zur selben Zeit, wie in den vom selben Versuch stammenden Eiern ohne Extraovat, trat im Ei eine Doppelstrahlung auf und die Richtung, welche dieselbe hatte, entschied über das Schicksal des Eies und des Extraovates. Stand die Kernspindel so, dass das Extraovat in der Verlängerung des einen Poles sich befand, gehörte dasselbe demnach nach der ersten meridionalen Furche der einen (linken oder rechten) Blastomere an, so erhielt zwar das Extraovat einen Kern, aber eine Weiterentwickelung fand nicht statt. Das nunmehr kernhaltige Extraovat wuchs zusehends auf Kosten seiner Blastomere, indem es dieselbe aus der Eihaut herauszog, und zerfiel sehr bald krümlich. Und ebenso ging der Rest eines solchen Eies nach kurzer Zeit zu Grunde.

War dagegen die Stellung der ersten Spindel derart, dass das Extraovat in die Verlängerung der ersten meridionalen Furche fiel, dann war das Ergebniss ein anderes. Noch vor Eintritt der Furche, aber nach Ausbildung der Spindel, schnürte sich das Extraovat von dem Ei völlig ab, wobei die Eihaut sich anscheinend schloss, und zerfiel. Der Rest des Eies furchte sich in normaler Weise. Die ersten vier Blastomeren, nach Eintritt der äquatorialen Furche, waren durchaus übereinstimmend, d. h. die beiden ektodermalen Zellen besassen genau die gleichen Maasse und ebendasselbe war der Fall mit den beiden Entodermzellen. Die Weiterentwickelung bis zur Blastula verlief ganz normal, wie ich aus dem Vergleich mit den Eiern constatiren konnte, bei denen kein Extraovat sich ausgebildet hatte, und als ich nach einiger Zeit wieder nachsah, fand ich so vollkommen übereinstimmende Gastrulae, dass eine Differenz zwischen denjenigen, die von Eiern mit, und denen, die von Eiern ohne Extraovat herstammten, nicht zu constatiren war. Oder richtiger ausgedrückt: die zur Beobachtung gelangenden Gastrulae waren so übereinstimmend, dass nichts an ihnen auf eine verschiedene Provenienz hinwies.

Auf diesem Stadium brach ich die Beobachtung ab.

Die Angaben, welche Loeb über die Erzielung von Zwillingsembryonen gemacht hat, kann ich auf Grund meiner eigenen Untersuchungen zwar nicht bestätigen, aber ich habe auch kein Recht, an ihrer Richtigkeit zu zweifeln. Ein negatives Resultat kann einem positiven gegenüber erst dann in's Gewicht fallen, wenn der Nachweis erbracht ist, dass bei der Erzielung des positiven erhebliche Fehlerquellen von Ausschlag gebender Bedeutung waren. Einen solchen Nachweis kann ich aber um so weniger beibringen, als ich meine Versuche an einer ganz anderen Species wie Loeb anstellte, die möglicher Weise für die beabsichtigten Zwecke, namentlich im Herbst, in welcher Jahreszeit ich arbeitete, nicht günstig ist.

Aber auch so bieten meine Versuchsergebnisse einiges theoretisches Interesse. Wie Loeb auf Grund der Zwillingsbildung sagen durfte, dass jeder Theil des Eies einen ganzen Embryo bilden könne, so kann ich, mich stützend auf die normale Entwickelung der Eier, welche ihr Extraovat abgestossen hatten, den Schluss ziehen, dass ein Ei, welches einen mehr oder minder beträchtlichen Substanzverlust erlitten, einen normalen Embryo zu bilden vermag. Ein solches Resultat ist in einem contradictorischen Gegensatze zu der von Weismann in jüngster Zeit aufgestellten Präformationstheorie.

Wären die Weismann'schen Anschauungen richtig, wäre wirklich jeder Theil des Eies für einen bestimmten Theil des späteren Embryo präformirt, so dürfte, nachdem das Ei einen Theil seiner Substanz verloren hat, sich niemals mehr ein normaler Embryo entwickeln. Geschieht dies dennoch, wie in den Loeb'schen und in meinen Versuchen, dann kann auch von einer Präformation keine Rede sein. In einem verstümmelten Ei fehlt eine mehr oder minder beträchtliche Zahl Weismann'scher Determinanten, es müssten also auch diejenigen Theile bei der Entwickelung ausfallen, für welche die fehlenden Determinanten bestimmt waren.

Theorieen wie die Determinantentheorie Weismann's sind ausschliessende, d. h. sie sind etweder richtig und dann müssen sie in allen Fällen ausnahmslos sich verificiren lassen, oder aber es giebt Thatsachen, welche nicht nur mit der Theorie sich nicht vereinigen lassen, sondern derselben geradezu widersprechen, und dann ist die Theorie falsch. Die von Loeb und die von mir beobachteten Thatsachen aber sind mit der Weismann'schen Lehre in keiner Weise in Einklang zu bringen, die Lehre ist daher nicht richtig, zum Mindesten wird sie in ihrer Geltung ganz bedenklich erschüttert.

Man hat mir bei privater Besprechung dieses Vortrages (ich glaube bei der Veröffentlichung auf die mir gemachten Einwände eingehen zu sollen) entgegengehalten, dass für die Gastrulae, die von Eiern mit Extraovat stammten, der Beweis nicht erbracht sei, dass sie wirklich normal gewesen. Die Möglichkeit, dass einige Zellgruppen fehlten, welche durch vermehrte Neubildung von der Nachbarschaft aus ergänzt worden seien, wäre nicht auszuschliessen. Den Einwand habe ich, als er mir gemacht wurde, nicht verstanden und verstehe ihn auch jetzt noch nicht, wo ich den Vortrag niederschreibe. Es ist im Princip ganz gleichgültig, ob die Beobachtung der Furchung des Eies bis zur Gastrula fortgesetzt oder nach Eintritt der ersten meridionalen Furche abgebrochen wird. Ist ein verstümmeltes Ei überhaupt im Stande, zwei einander vollkommen gleiche erste Ektoderm- und ebenso zwei vollkommen gleiche Entodermzellen zu liefern, dann ist die Präformation bereits widerlegt. Denn nach der Determinantentheorie dürfte ein verstümmeltes Ei nicht einmal zwei normale Furchungszellen liefern. Bis zum Eintritte der Gastrulation habe ich die Beobachtung nur fortgesetzt, um zu sehen, ob die Weiterentwickelung durch die Verdünnung des Seewassers unterdrückt wird oder nicht. Eine solche Unterdrückung braucht nicht nothwendig schon bei den ersten Furchungsstadien sich bemerkbar zu machen; diese können ganz gut normal verlaufen und dennoch kann die Entwickelungsfähigkeit gelitten haben. Dass dies nicht der Fall, davon habe ich mich, nachdem einmal meine Ergebnisse von denen Loeb's differirten, überzeugen wollen.

Ein fernerer (privatim erhobener) Einwand war der, dass die Regenerationsfähigkeit des Eiplasma so gross sei, dass jeder Substanzverlust sofort ersetzt werde. Und zwar wurde „Regeneration“, wie das im Worte liegt, als Ausdruck einer Thätigkeit, eines activen Verhaltens der Eizelle verstanden. Ein solcher Einwand ist mir ebenso unverständlich wie der vorige. Dass eine Regeneration Statt hat, kann man ja annehmen, aber eine solche Annahme ist doch kein zwingender Beweis, ist kaum eine Deutung zu nennen. Wenn man die Thatsachen sich nach seinen Vorstellungen zurecht legen will und nicht vielmehr die Vorstellungen den Thatsachen anzupassen sucht, dann kann man alles Mögliche erklären, dann verliert man aber auch sehr bald in seinen Erklärungen den empirischen Boden und geräht in's Nebelhafte. Die Regenerationsfähigkeit der Eizelle, die einen Theil ihrer Substanz durch Extraovat verloren hat, muss einwandsfrei bewiesen werden, das einfache Aussprechen des Wortes „Regeneration“ ist ein solcher Beweis nicht. Die hier geschilderten Versuche lehren, dass ein verstümmeltes Ei eine normale Gastrula liefern kann, dass ein solches Ei, wenn durch die Verstümmelung die Lebensfähigkeit nicht leidet, mechanisch sich auf seine normale Grösse ausdehnen kann, beweisen aber nicht das Geringste dafür, dass nach Eintritt der Verstümmelung eine Regeneration Platz greift, d. h.

dass durch eine besondere Plasmathätigkeit eine volle Restitutio in integrum, ein Ersatz der verlorenen Eimasse erfolgt.

Die Versuchsergebnisse sind geeignet, die Weismann'sche Determinantenlehre in ihren Grundlagen zu erschüttern und deswegen habe ich sie hier vorgetragen.

(Ein genaueres Eingehen auf die Litteratur der Entwickelungsmechanik, besonders auf eine neuere Arbeit von Loeb, lag nicht in der Absicht des Vortragenden.)

3. Hr. N. Zuntz sprach über die Ursache der Dyspnoë bei Muskelarbeit und erörterte die Einwände, welche Filehne und Kionka gegen die von Geppert und ihm aufgestellte Erklärung erhoben haben. (Wird von Geppert und Zuntz in Pflüger's Archiv veröffentlicht.)

Abgedruckt im „*Archiv für Physiologie*", herausgegeben von E. du Bois-Reymond.

Verlag von Veit & Comp. in Leipzig.

VERHANDLUNGEN

DER

PHYSIOLOGISCHEN GESELLSCHAFT

ZU BERLIN.

Jahrgang 1895—1896. № 3. 4. 5. 24. December 1895.

III. Sitzung am 22. November 1895.

Vorsitzender: Hr. E. du Bois-Reymond.
Schriftführer: Hr. N. Zuntz.

1. Der Vorstand und die Aufnahmecommission werden durch Acclamation wiedergewählt; an Stelle des nach Prag berufenen Hrn. Gad wird Hr. I. Munk zum Bibliothekar und an dessen Stelle Hr. Thierfelder zum zweiten Schriftführer gewählt.

2. Hr. René du Bois-Reymond hält den angekündigten Vortrag: Ueber die Opposition des Daumens (wird im Archiv für Physiol. erscheinen).

3. Herr Dr. Paul Schultz (a. G.): Demonstration der Knochenathmung der Vögel am Humerus der Ente.

M. H.! Hr. Prof. du Bois-Reymond pflegt in seinen Vorlesungen am Ende der Lehre von der Athmung einen vergleichenden Ueberblick über die Physiologie der Athmung in der Thierreihe zu geben. Dabei wird die sehr interessante Thatsache erwähnt, dass Harvey, eben jener Harvey, dem wir die Kenntniss des Kreislaufs des Blutes verdanken, es war, welcher zuerst die Luftsäcke der Vögel auffand, dass Hunter die Pneumaticität der Knochen der Vögel entdeckte, und dass er auch zuerst einen Vogel nach abgebundener Trachea durch den Humerus athmen liess. Dieses Experiment, wird hinzugefügt, wurde dann von Sappey derart demonstrabel gemacht, dass er das durch den Humerus athmende Thier ein Licht ausblasen liess.

Diese Angaben veranlasten mich, den Versuch, der sonst in der deutschen physiologischen Litteratur, soweit ich habe Einsicht nehmen können, gar nicht erwähnt wird, nachzumachen. Die einzige Anleitung[1] dazu fand ich

[1] J. Hunter's Werke waren mir nur in der franz. Uebersetzung von G. Richelot (Paris 1841) zugänglich. Dort (Bd. IV, S. 250, Anm.) wird der Prioritätsstreit über die Entdeckung der lufthaltigen Vogelknochen gegen Camper zu Gunsten Hunter's entschieden, dessen schon am 27. Februar 1774 in der *Royal Society* gelesene Mittheilung im selben Jahre in den *Philosophical Transactions* gedruckt erschien. S. 255

in Paul Bert's: Leçons sur la physiologie comparée de la Respiration (Paris 1870); sie lautet: Un tube de verre est fixé à la trachée d'un canard; puis l'humérus est amputé, sans perte importante de sang, dénudé et coiffé d'un tube de cautchouc.

Ich möchte daher im Folgenden eine Beschreibung geben, welche Jedem diesen schönen Demonstrationsversuch leicht und sicher anzustellen ermöglicht. Eine Ente wird auf dem Rücken (hierzu eignet sich vorzüglich das Cowl'sche Brett, vergl. diese Verhandlungen S. 15) durch einen Bügel unmittelbar hinter dem Unterkiefer, durch einen zweiten am Schnabel und durch je eine Schlinge an den Pfoten befestigt. Da Vögel in solcher Lage sehr leicht in Hypnose verfallen, so liegt das Thier während der ganzen folgenden Operation meist vollständig still. Man macht zuerst die Tracheotomie, bindet eine knieförmige Canüle ein, deren freies Ende ein Stück Kautschukschlauch trägt, welches leicht mit einem Péan verschlossen werden kann. Dies ist nothwendig, weil die Trachea der Ente so ausserordentlich feste Wandungen hat, dass es nur schwer möglich ist, sie durch Zudrücken sicher zu verschliessen. Nun breitet man einen Flügel aus, rupft über dem Humerus, der leicht durchzufühlen ist, die grösseren Federn aus und säubert mit der Scheere nach. Man sieht dann schon eine Sehne als weissen Strang durch die sehr dünne Haut durchschimmern. Auf diese schneidet man ein, indem man sich immer mehr nach der medianen, also bei ausgebreitetem Flügel nach der dem Thorax zu gelegenen Seite des Humerus hält, um die grossen Gefässe, welche auf der äusseren Seite verlaufen, zu vermeiden. Man legt stumpf den Knochen von den umgebenden Muskeln und dem zarten Periost frei und dringt damit nach oben vor. Dabei trifft man ziemlich in der Mitte des Knochens auf ein, wie es scheint, constant vorkommendes Emissarium, aus welchem eine kleine Vene heraustritt; sie wird zwischen zwei Ligaturen durchschnitten. Dieses Emissarium giebt einen sicheren Anhalt für die Höhe, in welcher der Humerus durchtrennt werden muss, wenn der Versuch gelingen soll. Wenn man nämlich, wie ich es nach dem Vorschlage meines Collegen R. du Bois-Reymond that, einen herauspraeparirten Humerus der Länge nach mit einer feinen Säge in zwei Hälften zerlegt, so gewahrt man, wie die beiden unteren Drittel des Knochens mit rothem, weichem, sehr blutreichem Mark gefüllt sind, während das obere Drittel davon völlig frei bleibt, in Folge dessen weiss aussieht und unter der dünnen compacten Rinde lufthaltige, von feinsten Bälkchen durchzogene Hohlräume führt. Die Grenze zwischen diesen beiden so verschieden beschaffenen Regionen liegt nun, ziemlich scharf gezogen, etwa 2 ^{cm} proximal von dem erwähnten Emissarium. Man praeparirt also den Knochen noch über diese Grenze hinaus nach oben frei, wo er zugleich breiter und platter wird, schiebt unter ihn einen breiten stumpfen Halter durch und sägt ihn durch unter Vermeidung einer auf der medianen Seite verlaufenden grossen oberflächlichen Vene. Sofort erblickt man die lufthaltigen Poren des Knochens, kein Tropfen Blut tritt heraus. Hat man die Durchtrennung zu tief vorgenommen, ist man in das weiche Mark gerathen, so erhält man profuse Blutungen, und von Lufträumen ist

heisst es über die Operation: Je divisai l'aile dans la continuité de l'humérus et après avoir lié la trachée, je constatai que l'air pénétrait dans les poumons et revenait de ces organes par le canal de l'os. Sappey's Werke waren leider nicht zu erlangen.

natürlich nichts zu sehen. Man kann sich auch dann noch helfen, indem man schnell den distalen Knochenstumpf mit Pengavar verstopft und das proximale Stück höher oben durchsägt. Liegen die Lufträume frei zu Tage, so bindet man auf den Knochenstumpf ein Stück Kautschukschlauch fest, in dessen freies Ende ein nach abwärts etwas verjüngtes Glasrohr eingefügt ist. Die Wunde wird gereinigt, und der Flügel mitsammt dem Humerus, Schlauch und Glasrohr in die gewöhnliche Lage an den Thorax zurückgebracht.

Klemmt man jetzt die Trachealcanüle zu, so beginnt alsbald das Thier durch den Knochen zu athmen und löscht bei der Exspiration eine vor die Oeffnung des Glasrohres gehaltene kleine Kerze aus. Die ganze Operation dauert etwa 25—30 Minuten und verläuft, hat man das Thier ein bis zwei Tage vorher dürsten lassen, ohne nennenswerthe Blutung. Die Athmung kann auf diese Weise einige Zeit ertragen werden; so sah Sappey eine Ente 48 Stunden bei solcher Knochenathmung leben.

Dass die Pneumaticität der Knochen, dies mag schliesslich hinzuzufügen noch gestattet sein, zur Erleichterung des Skelets diene, und somit eine wesentliche Bedingung des Vogelfluges sei, lässt sich nach den neuesten Untersuchungen nicht mehr behaupten. Denn man kennt ausgezeichnete Flieger, welche, wie die Sterna, keine, oder, wie die Möven, fast gar keine lufthaltigen Knochen haben. Andererseits mag ihr Vorhandensein bei grösseren Vögeln zur Verminderung des Gesammtgewichts beitragen und damit bei den Fliegern die Flugarbeit erleichtern und bei den Schwimmvögeln zur Herabsetzung des specifischen Gewichts noch von besonderer Bedeutung sein. „Etwas Eigenartiges, nur fliegenden Thieren oder nur der Classe der Vögel Zukommendes liegt in der Einrichtung der Knochenpneumaticität überhaupt nicht. So haben die Untersuchungen Marsh's über die zum grossen Theil gigantischen Dinosaurier Amerikas gezeigt, dass auch unter ihnen lufthohle Knochen allgemein verbreitet waren. Auch die Sinus frontales, sphenoidales u. s. w. der Säugethiere gehören hierher. Hier wie dort handelt es sich offenbar in erster Linie um eine Ersparniss an Material (Strasser)."[1]

IV. Sitzung am 6. December 1895.

Vorsitzender: Hr. H. Munk.
Schriftführer: Hr. N. Zuntz.

1. Hr. Immanuel Munk hielt den angekündigten Vortrag: Ueber das zur Erzielung von Stickstoffgleichgewicht nöthige Minimum von Nahrungseiweiss.

Nachdem ich bereits 1885 eine Beobachtung am Hunde mitgetheilt hatte, bei dem es gelungen war, durch überreichliche Fütterung mit Kohlehydraten neben einer geringen Gabe von Fleisch den Eiweissumsatz unter die Grösse des Eiweissverbrauches beim Hunger herunterzudrücken, und diese Erfahrung gelegentlich einer Untersuchung über die

[1] Wiedersheim, *Vergleichende Anatomie d. Wirbelthiere.* Jena 1883. S. 681.

Folgen ausreichender, aber eiweissarmer Ernährung in ausgedehnten Versuchsreihen an 4 Hunden wiederholt bestätigen konnte, endlich auch auf eine gleiche Beobachtung am Menschen, der zuvor 6 Tage gehungert hatte, gestossen war, schienen diese Erfahrungen um so mehr dem gesicherten Bestande der experimentell gefundenen Thatsachen eingereiht werden zu dürfen, als inzwischen auch von Rubner, F. Hirschfeld, Kumagawa, Klemperer, Breisacher u. A. über Beobachtungen an Menschen berichtet worden ist, in denen ein fast unglaublich niedriger Werth des Eiweissumsatzes beim Genuss von sehr viel Kohlehydraten neben wenig Eiweiss festgestellt worden ist, niedriger als er für gewöhnlich, nach unseren und Luciani's Ermittelungen, beim hungernden Menschen in die Erscheinung tritt. Alle diese Erfahrungen stellten sich in schroffen Gegensatz zu dem von Carl Voit proclamirten Lehrsatz, „es giebt auch für die Zufuhr von Eiweiss mit Kohlehydraten eine untere Grenze, unter welche man nicht gehen darf, ohne dass der Körper Eiweiss verliert, und welche immer höher steht, als die Eiweisszersetzung beim Hunger".

Neuerdings hat nun Erwin Voit im Verein mit Korkunoff versucht, dem alten Satze von C. Voit, wenigstens für den Hund, wieder zu seinem Rechte zu verhelfen. Sie theilen 7 Fütterungsreihen an 3 Hunden mit, die zuerst mehrere Tage bis zum Eintritt des typisch niedrigen N-Umsatzes hungerten und dann ein analysirtes Futter erhielten, das neben wenig Eiweiss sehr viel Kohlehydrate einschloss. In 3 dieser Reihen finden auch sie den Eiweissumsatz unter der Grösse des Hungerverbrauches liegen; aber mit Hülfe einer verschlungenen Rechnung und unter der zweifellos unberechtigten Annahme, dass, gleichwie beim Hunger, auch bei der Fütterung der mit dem Koth ausgestossene N-Betrag nur den Residuen der N-haltigen Stoffe der in den Darm ergossenen Verdauungssäfte, des Darmschleims, der abgestossenen Darmepithelien u. s. w. entstamme und deshalb als vom Körper geliefert, d. h. verbraucht, anzusehen und dem Eiweissumsatze zuzurechnen sei, kommen sie zu dem Schluss, dass auch in diesen Fällen der Eiweissverbrauch jedenfalls nicht niedriger anzusetzen sei, als der im Hungerzustande ermittelte.

Indem ich mir vorbehalte, in meiner ausführlichen Veröffentlichung auf Grund einer kritischen Beleuchtung der Versuche und Berechnungen von Voit und Korkunoff nachzuweisen, dass auch diese Versuche, wofern man nur den festgestellten Thatsachen und Erfahrungen keinen Zwang anthut, den Eiweissverbrauch des Hundes als unter dem Hungerwerth gelegen thatsächlich ergeben, beschränke ich mich heute darauf, über eine von mir (im Zuntz'schen Laboratorium) ausgeführte Versuchsreihe zu berichten, die für den zuerst von mir, entgegen C. Voit aufgestellten Satz ein durchaus einwandfreies Beweisstück liefert.

Eine junge magere Hündin von fast 25 ^{kg} erhielt zuerst ein aus Fleisch, Reis und Fett bestehendes Futter, hungerte dann 6 Tage lang (an 4 Tagen nahm sie je 200 bis 250 ^{ccm} Wasser auf), wobei ihr Gewicht auf 22·3 ^{kg} absank, bekam dann eine auf N und Fett analysirte Nahrung, neben 100 ^{grm} Fleisch und 75 ^{grm} Schmalz zuerst 200 ^{grm} Reis, am 3. und 4. Tage je 210, am 5. 225, am 6. und 7. Tage je 250 ^{grm} Reis. Der Harn wurde durch den Katheter gewonnen; der pechschwarze Hungerkoth war, da in der Vorfütterungs-, ebenso wie in der Nachfütterungsperiode in Folge der kohlehydratreichen Ration ein gelber Koth abgesetzt wurde, scharf abzugrenzen; am Schluss der Nachfütterung bewirkte die Darreichung von Knochen eine genaue Abgrenzung des auf diese Periode treffenden Kothes.

Hungerperiode.

	Harn-N	Koth-N
1. Tag.	7·242	0·301 pro Tag
2. „	6·775	
3. „	6·514	
4. „	6·076	
5. „	5·935	
6. „	6·23	

Fütterungsperiode.

	Harn-N	Koth-N	N verfüttert
1. Tag.	7·445	0·862 pro Tag	5·695
2. „	6·775		5·695
3. „	5·61		5·8
4. „	5·81		5·8
5. „	5·02		5·96
6. „	4·62		6·23
7. „	4·68		6·23

Das Resultat ist ohne Weiteres klar. In der Hungerperiode betrug der Harn-N am 4. bis 6. Tage, wo die Ausscheidung annähernd gleichmässig geworden ist, im Tagesmittel 6·08 ^{grm} N; dazu der Koth-N mit 0·301 ^{grm} N ergiebt einen Verbrauch von **6·38 ^{grm} N.**

In der nachfolgenden Periode bei einem Futter mit einem Inhalt an potentieller Energie, entsprechend 66 bis 72 Calorien per Körperkilo, ist am 5. Tage bereits N-Gleichgewicht eingetreten, am 6. und 7. Tage ist die N-Ausscheidung durch Harn und Koth sogar schon erheblich, um rund $^3/_4$ ^{grm}, niedriger als die N-Einfuhr mit dem Futter, d. h. es ist bereits ein Ansatz von $^3/_4$ ^{grm} N, entsprechend 4·8 ^{grm} Eiweiss oder 22 ^{grm} Fleisch, täglich zu verzeichnen. Dabei beträgt der N-Umsatz, wofern wir zunächst nur die N-Ausfuhr durch den Harn als Maassstab nehmen, 4·62 bis 4·68 ^{grm}, also im Mittel 4·65 ^{grm}. Von dem N des auf diese Periode treffenden Kothes würde auf jeden Tag 0·862 ^{grm} entfallen, d. h. fast 3 Mal so viel als in der Hungerperiode. Es kann kein Zweifel sein, dass wenigstens ein Theil davon auf unverdaute Residuen des eingeführten Futter-N (Eiweiss des Fleisches und Reis) zu beziehen ist, um so mehr, als, wie schon die makroskopische Betrachtung ergab, sich einzelne Reiskörner im Koth fanden, also unverdaut abgegangen waren, und nach Maassgabe der quantitativen Bestimmung der löslichen Kohlehydrate im Koth (nach Maercker's Methode) etwa 2·9 Proc. der Einfuhr von Kohlehydraten des Reis unausgenutzt ausgestossen worden waren.

Machen wir mit Voit und Korkunoff die sicherlich ganz unberechtigte und für das Versuchsergebniss denkbar ungünstigste Annahme, dass der Koth-N überhaupt nicht vom Nahrungs-N stamme, sondern aus Residuen der Verdauungssäfte, Darmschleim u. s. w. besteht und demnach als vom Körper geliefert, d. h. als vom Körperbestande verbraucht anzusehen sei, so würde, selbst in diesem ungünstigsten Falle, $4·65 + 0·86 = $ **5·51 ^{grm}** N als verbraucht sich ergeben, d. h. noch 0·9 grm N oder rund 14 Procent weniger als im Hunger.

Rechnen wir aber, was den thatsächlichen Verhältnissen eher entsprechen dürfte, den Koth-N nur zur Hälfte vom unverdauten Nahrungs-N stammend, so beträgt der N-Umsatz bei der Fütterung sogar 20 Procent weniger als im Hunger.

Damit ist gegen jeden Einwand sicher gestellt, dass bei Fütterung mit sehr reichlichen Gaben von Kohlehydraten und wenig Eiweiss, bei der nicht nur N- und Körpergleichgewicht, sondern sogar N- und Gewichtsansatz (das Gewicht des Hundes nahm in den 7 Fütterungstagen um 600 grm zu) erzielt wird, der N- oder Eiweissverbrauch beträchtlich unter die Grösse des „typischen Hungerminimums" absinken kann.

2. Hr. Cowl hält den angekündigten Vortrag: Ein allgemeiner Thierhalter und Operationsbrett.

M. H.! Der operative Thierversuch, welcher in Folge der praktischen Bedürfnisse der experimentellen Medicin schrittweise ausgebildet worden ist, hat schon eine Reihe von Aufspannungsvorrichtungen gezeitigt, welche einerseits Operationen bezw. Demonstrationen am Thiere erleichtern, andererseits das letztere schonen.

Wir haben 1. den einfachen Tatin'schen Kopfhalter[1] Pariser Modells, bestehend aus einer über den Kopf reichenden Hinterhauptgabel und einem darauf verschieblichen Schnauzring, welcher in allen Fällen, wo nicht am Kopfe oder Nacken des Thieres operirt wird, wenig zu wünschen übrig lässt; 2. das Czermak'sche Kaninchenbrett[2] mit einem nur an dem Vorderkopf und hinter die Schneidezähne angreifenden Kopfhalter, welcher das Grosshirn und verlängerte Mark nicht mehr bedeckt; 3. das vereinfachte Leipziger Modell des Bernard-Cyon'schen Kopfhalters für Hunde,[3] welches auch am Vorderkopf, doch nur in einer Ebene hinter den Eckzähnen angreift und in zweckmässiger Weise mit einer muldenförmigen, seitlich durchbohrten Holzunterlage für das Thier verbunden ist.

In neuerer Zeit sind hinzu gekommen: 4. der Baltimore-Kopfhalter,[4] welcher eine rasche Befestigung des Kopfes bei Hunden ermöglichen soll; 5. die Malassez'schen Kopfhalter[5] für Thiere verschiedener Grösse, welche nach einheitlichem Princip gebaut, aus einem von der Kopfseite her um den oberen Nacken reichenden Haken und einem gleichfalls mit langem Griff versehenen, darauf verschieblichen Schnauzring bestehen. Diese lassen ebenfalls das Schädeldach frei; 6. das Steinach'sche Operationsbrett mit verstellbarem Kopfhalter[6] für mittelgrosse und kleinere Thiere, bestehend aus einer seitlichen Hinterhauptgabel veränderlicher Weite und darauf verschieblichen Schnauzringen in vier verschiedenen Grössen.

---

[1] Fredericq, *Manipulations de Physiologie.*
[2] Cyon, *Methodik der physiolog. Exper. u. Vivisect.*
[3] *Ebenda.*
[4] *Stud. Biol. Labor. Johns Hopkins Univ.* 1887.
[5] *C. R. Soc. de Biol.* 1890. — *Archiv d. Méd. expér.* 1891.
[6] Pflüger's *Archiv.* 1893.

Für pharmakologische Zwecke ist der Czermak'sche Kopfhalter von Liebreich und Langgaard so abgeändert worden, dass Sonden und dadurch flüssige Medicamente leicht in den Magen eingeführt werden können.

Auf dem internationalen medicinischen Congresse zu Rom hat Roussy eine Reihe Immobilisationsapparate gezeigt[1] und später beschrieben,[2] welche die bisherigen Apparate zu ergänzen bezw. ersetzen bestimmt sind. Dieselben sind mir bis jetzt nur aus seinen gedruckten Veröffentlichungen bekannt und scheinen sich wesentlich von den weiterhin zu beschreibenden Vorrichtungen zu unterscheiden.

In letzter Zeit ist von Centanni ein neuer einfacher Beinhalter in Verbindung mit einem modificirten Tatin'schen Kopfhalter beschrieben worden.[3]

Hauptsächlich für bakterielle Impfungen und Temperaturmessungen sind ferner Ratten- und Mäusehalter von Kitasato, sowie ein höchst einfacher Meerschweinchenhalter von Voges zu nennen, welche beide wegen ihrer einfachen Einrichtungen und Zwecke uns hier nicht weiter beschäftigen.

Nach umfassender Erfahrung mit den gebräuchlicheren der vorhin aufgezählten Aufspannungsvorrichtungen und nach besonderer Prüfung der Uebrigen mit den erwähnten Ausnahmen betrachte ich sie als empfehlenswerth für die bisher geläufigen Operationen am Thiere.

Es kommen aber andererseits verschiedene Operationen bezw. Demonstrationen jetzt nicht selten vor, deren Bedingungen dieselben nicht genügen: erstens am Grosshirn und verlängerten Mark von Kaninchen, Katzen u. s. w., wegen der Bedeckung dieser Theile durch den Kopfhalter oder in gewissen Fällen wegen der Schwierigkeit, dem Kopfe eine genügend geneigte Stellung zu geben; zweitens Operationen in der Mund- bezw. Rachenhöhle und an der Schädelbasis bezw. durch letztere bis zum Gehirn und seinen Nervenwurzeln; drittens Besichtigung der Stimmbänder, insbesondere bei nicht narcotisirten Thieren.

Bei Kopfoperationen im Allgemeinen, namentlich aber bei Demonstrationen, bildet ferner die bisher übliche Stützstange für den Kopfhalter ein mehr oder weniger beträchtliches Hinderniss. Aus diesem Grunde und zuerst mit besonderer Rücksicht auf eine einfache Befestigung für Kaninchen, Katzen und kleine Hunde, habe ich vor mehreren Jahren ein Operationsbrett und Kopfhalter construirt und gelegentlich der Demonstrationen am ersten Physiologen-Congress in Basel gezeigt.[4] Seitdem ist dasselbe im hiesigen physiologischen Institut ganz allgemein für Versuche an diesen Thieren benutzt worden und es haben sich seine einfachen Vorrichtungen als vortheilhaft erwiesen.

Wegen der Zweckmässigkeit dieses Thierhalters und in Folge eines Wunsches der bekannten Fabrikantenfirma F. & M. Lautenschläger, denselben zu verbreiten, habe ich am Anfang dieses Jahres die Vorrichtungen desselben auch für die verschiedensten Thiere und Operationen weiter ausgebildet. In der Zwischenzeit sind dieselben in der früher von Prof. J. Gad,

---

[1] *Archives d. Biologie.* 1894.
[2] *C. R. Soc. d. Biol.* 1894.
[3] *Centralblatt für Bakteriologie.* 1895.
[4] *Centralblatt für Physiologie.* 1889. — *Progrès Médical.* 1889.

jetzt von Prof. I. Munk geleiteten speciell-physiologischen Abtheilung des physiologischen Instituts mannigfaltig benutzt worden.

Das wesentlich Neue an der ursprünglichen und nunmehr ausgebildeten Vorrichtung betrifft das Operationsbrett selbst, die Gestalt der Kopf- und Beinhalter und deren Verstellung beim Gebrauch.

Wie aus den photographischen Abbildungen verschiedener aufgespannter Thiere erhellt, sind letztere möglichst einfacher Natur. Das Brett ist von paraffinirtem Eichenholz und ruht auf leicht entfernbaren Metallfüssen von 12 ^{cm} Höhe, es hat eine Länge von 70 ^{cm}, eine Breite von 18 ^{cm}, ist am Kopfende verjüngt und hier mit Metall belegt; im Ganzen besitzt dasselbe 200 Löcher zur Aufnahme der verstellbaren Beinhalter bezw. Maulsperrer, Klemmgabel, Haken, Stumme Assistenten u. s. w. und zwei Längsschlitze zur Aufnahme und Verstellung der Kopfhalter und deren Träger.

Die Beinhalter bestehen aus ganz einfachen Schnurschlingen, welche aus dem Kopfe einer leicht verstellbaren Mutterschraube hervorragen; zur leichten Einführung der Thierpfoten werden diese Schlingen erst bis zur Handgrösse erweitert und über die Pfote gebracht, an die letztere durch

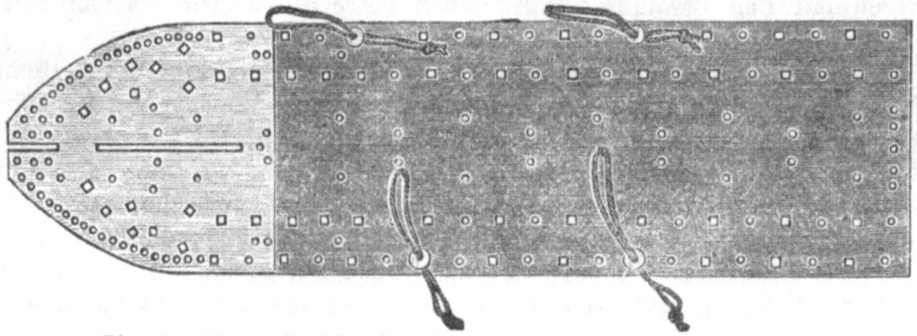

Fig. 1. Obere Ansicht des Operationsbrettes ohne Kopfhalter.

einfaches Ziehen angeschnallt und dann durch die Schraubenmutter fest fixirt. Es können in dieser Weise Thiere von 60 ^{grm} und noch darunter bis 6000 ^{grm} Gewicht mit zweckentsprechender Lagerung der Extremitäten auf dem Brette befestigt werden; die Schnurschlingen lassen sich ohne Weiteres durch einfache Schnüre ersetzen.

Wie aus den Abbildungen ersichtlich, liegen die Thierpfoten unmittelbar dem Halter auf.

Die Kopfhalter für Säugethiere unterscheiden sich von den bisher üblichen in zwei wesentlichen Punkten: 1. dadurch, dass die Hinterhauptgabel gleichviel bei welcher Lagerung des Thieres nach oben offen ist und in Folge dessen bei Operationen am Hinterhaupte und Nacken diese Theile frei lässt; 2. dass der Schnauzring, bezw. Maulsperrer einerseits und die Hinterhauptgabel andererseits unabhängig von einander durch eigene Klemmstücke am Brette zu befestigen, bezw. zu verstellen sind. Vermittelst zweier in der Mittellinie und am Kopfende des Brettes hintereinander liegender Längsschlitze, welche die erwähnten Klemmstücke tragen, und vermittelst der Stützstangen an den Schnauzringen und Hinterhauptgabeln lässt sich der Thierkopf innerhalb weiter Grenzen heben, senken, strecken, neigen.

Genannte Träger oder Klemmstücke für die Kopf- und Schnauzhalter sind neuer Art und bestehen aus einer Ober- oder Stützplatte, einer dazu senkrechten, seitlich abgefeilten, dadurch gespaltenen Röhre, welche in einem Längsschlitze des Brettes sitzt und einer Schraubenmutter für den unten hervorragenden kurzen Gewindetheil der Röhre. Für extreme Lagerungen, wie bei Operationen an der Medulla oblongata, in der Mund- bezw. Rachenhöhle und im Kehlkopfe, werden höchst einfache Winkelklemmstücke, wie abgebildet, angewandt.

Die vier verschiedenen Grössen der Kopfhalter vermögen insbesondere Ratten, Meerschweinchen, Kaninchen, Katzen und Hunde innerhalb der vorhin erwähnten Gewichtsgrenzen am Kopfe festzuhalten. Wegen des mehr oder weniger ähnlichen Körperbaues anderer Säugethiere können dieselben auch in zweckmässiger Weise damit aufgespannt werden. Für leichtere Hantirung mit nicht- oder halbnarcotisirten Katzen und Hunden bei Verstellungen des Kopfes wird eine Stange mit Verschlusskette benutzt, erstere hinter den Eckzähnen, letztere um die Schnauze, und am Griffe der Stange zwei Mal befestigt. Ausserdem hat der Gebrauch dieses Hülfsmittels Vortheil nur bei unvollkommener Streckung des Halses, welche bei allen Befestigungsarten, wo die Extremitäten fixirt sind, eine Unruhe des Thieres bedingen kann.

Für Vögel und Kaltblüter habe ich noch einfachere Vorrichtungen zur Befestigung des Kopfes ausreichend gefunden, und zwar Klemmgabeln, bezw. stumpfe Haken in drei, bezw. zwei verschiedenen Grössen, mit denen Maul, Schnabel, Hals, Flügel, Wirbelsäule, bezw. Schwanz leicht am Brette zu fixiren sind, wie aus den Abbildungen ersichtlich ist.

Zur Aufsperrung der beiden Kiefer bei diesen und bei den kleineren Säugethieren empfiehlt sich eine Vorrichtung, welche, in verstellbarer Höhe am Kopfende oder sonstwo am Brette angebracht, durch Auseinanderschrauben zweier Querstangen die Mundhöhle öffnet.

Für grössere Säugethiere habe ich eine andere Vorrichtung construirt, welche gestattet mit einer Bewegung die Kiefer ad maximum von einander zu entfernen, auf der einen Seite von selbst festhält und auf der anderen durch eine Klemmschraube befestigt wird. Nach Entfernung eines Stellstiftes sind die zwei Theile derselben ohne Weiteres auseinanderzunehmen, entweder in geöffnetem Zustande am Thiere selbst, oder noch zusammengeklappt zur Einführung der Querstangen hinter den Eckzähnen bei geschlossenem Maul.

Eine Abbildung veranschaulicht die erzielte Aufsperrung für Operationen an der Schädelbasis einer Katze.

Für Beobachtungen, bezw. Operationen in der Mund-, Rachenhöhle u. s. w. bei der Bauchlage des Thieres, namentlich im Zusammenhang mit Hirnoperationen an Katzen und Hunden, wird der grössere Maulsperrer in Verbindung gebracht mit einem selbstständigen Kopfhalter, bestehend aus einer Hinterhauptgabel und einem damit verbundenen verstellbaren Bernard-Cyon'schen Kynolith, welche insgesammt augenblicklich vom Brette loszumachen, bezw. wieder daran zu befestigen sind. Eine Abbildung zeigt die Anordnung zur Demonstration der Stimmbänder bei hoher Fixation des Kopfes.

Zur leichten Aufspannung von Kaninchen ohne Beihülfe kommen federnde verschliessbare Drahtgabeln für die Hinterpfoten in Gebrauch. Hierbei, wie auch bei der Aufspannung grösserer Thiere ist die Fussplatte des Brettes zweckmässiger Weise vermittelst einer Schraubenzwinge am Tische zu befestigen.

Als stumme Assistenten dienen stumpfe und scharfe Haken mit leichten Ketten, die sich in Schlitzen an Stiften verstellen lassen, welche am Operationsbrett überall hin zu verlegen sind.

Da das Brett mit Paraffin durchtränkt ist und die übrigen Theile aus vernickeltem Metall bestehen, können Fische und andere Wasserthiere ohne Weiteres aufgespannt und in ihrem Element beobachtet, bezw. operirt werden. Erhebung des einen Brettendes ermöglicht es dann, diesen oder jenen Theil ausserhalb des Wassers zu operiren.

Erklärung der Tafeln.

Fig. 2*a*. Kaninchen, Rückenlage.
„ 2*b*. „ Bauchlage.
„ 2*c*. „ Stellung für Kopf- und Nackenoperationen.
„ 3*a*. Hund, Rückenlage.
„ 3*b*. „ Bauchlage.
„ 4*a*. Katze, Rückenlage.
„ 4*b*. „ Bauchlage.
„ 5*a*. Meerschweinchen, Rückenlage.
„ 5*b*. „ Bauchlage.
„ 6. Ratte.
„ 7. Maulsperrer für kleinere Thiere, am Kaninchen mit eingeführter Magensonde.
„ 8*a*. Maulsperrer für grössere Thiere, an der Katze in der Rückenlage.
„ 8*b*. Derselbe am Hunde, in der Bauchlage zur Demonstration der Stimmbänder.
„ 9. Ente, Rückenlage.
„ 10. Taube.
„ 11. Kreuzotter.
„ 12. Frosch, Rückenlage.
„ 13. Hecht.

---

3. Hr. Dr. E. Flatau (als Gast): demonstrirt mehrere Hunde, an welchen von Prof. Gad und ihm vor fast 2 Monaten das Rückenmark im Gebiete der untersten Cervical- bezw. obersten Brustwirbel quer durchschnitten war. Die ausführliche Veröffentlichung erfolgt im „Neurologischen Centralblatt“.

V. Sitzung am 20. December 1895.

Vorsitzender: Hr. H. Munk.
Schriftführer: Hr. N. Zuntz.

1. Hr. W. Cohnstein hält den angekündigten Vortrag: Die Gesetze des osmotischen Druckes und ihre Anwendung auf colloidale Lösungen.

2. Hr. S. Rosenberg hält den angekündigten Vortrag: Zur Kritik der angeblichen Regeneration des Ductus choledochus.

Unter den Physiologen, welche zum Studium der Gallensecretion Gallenblasenbauchwandfisteln anlegten, war noch vor wenigen Jahrzehnten die Annahme verbreitet, dass der durchschnittene und zum Theil resecirte Ductus choledochus sich regeneriren könne. Nachdem schon Blondlot auf diese Möglichkeit aufmerksam gemacht hatte, führten Bidder und Schmidt ausdrücklich zwei Fälle an, bei welchen sie eine Gangregeneration für erwiesen halten, trotzdem das ganze zwischen Ligatur und Darm gelegene Choledochusstück resecirt worden war. — In dem ersten dieser beiden Fälle überlebte der Hund die Operation etwas über einen Monat, und bei der Obduction glaubten die Autoren durch Lufteinblasung in den Hepaticus eine Communication nach dem Darm gefunden zu haben, welche nach ihrer Meinung sich zwischen dem 21. und 25. Tag gebildet haben sollte. Da aber das Thier zu Lebzeiten keine verminderte Secretion durch die Fistel zeigte, auch bei der anatomischen Untersuchung jene angenommene Communication nicht durch die Sonde nachgewiesen werden konnte, so schwebt in diesem Falle die Annahme einer Gangregeneration vollkommen in der Luft und dürfte doch vielleicht nur auf einem Irrthum beruhen.

Ganz anders dagegen verhielt es sich in dem zweiten Falle. Da begann am 18. Tage nach der Operation die bis dahin reichliche Secretion aus der Fistel plötzlich ganz wesentlich abzunehmen, und im Verlauf der nächsten zwölf Tage schloss sich die Fistel vollständig, während in derselben Zeit das Gewicht der Hunde von 6·8 auf 8 ^{kg} stieg.

Dass hier thatsächlich die Galle wieder einen Weg nach dem Darm zu gefunden habe, kann gar keinem Zweifel unterliegen, und es entsteht nun die Frage, ob auf Grund dieser Beobachtung thatsächlich die Regeneration eines durchschnittenen und zum Theil resecirten Ganges angenommen werden soll.

Die Vorgänge, welche sich nach der Operation im Bauchraum abspielen und welche — wie wir aus gelegentlichen Autopsieen schliessen müssen — im Wesentlichen durch vom Peritonaeum ausgehende plastische Processe bedingt sind, lassen eine solche Annahme nicht als naheliegend erscheinen. Dazu kommt noch, dass die directe Beobachtung einer Gallengangsregeneration bisher eben so wenig beschrieben ist, wie die Regeneration von anderen Drüsenausführungsgängen, welche man zu reseciren Veranlassung hatte. Wir werden uns also nach einer anderen Erklärung für die beobachtete Erscheinung umsehen — Man könnte nun daran denken, dass nach Verlöthung von Darm und Choledochusstumpf, wie sie sicher vorkommt, ein einfacher Durchbruch von Galle nach dem Darm erfolgt sei — was unter pathologischen Bedingungen z. B. dem Vorhandensein von Gallensteinen, nicht selten beobachtet wird. Allein für solchen Vorgang fehlt uns jede Ursache. Man könnte ja vielleicht den Druck der Galle für den Durchbruch verantwortlich machen wollen; indessen fliesst die Galle unter einem sehr geringen Druck, und so lange die Fistel offen ist, kann dieser auch nicht beträchtlich ansteigen. Käme es aber zu einem Verschluss der Fistel und dadurch zur Druckerhöhung, so müssten die Erscheinungen der Gallenresorption dem Durchbruch vorangehen. Icterus wurde aber bei dem Hunde von Bidder und Schmidt nicht beobachtet, also ist auch diese Annahme nicht zu halten.

Ich bin nun in der Lage für die Erklärung eine Beobachtung heranzuziehen, welche Herr Prof. Zuntz und ich vor ca. fünf Jahren gemacht haben. Als wir nämlich bei einem jungen Hunde grosser Rasse eine Laparotomie ausgeführt hatten, um eine Gallenblasen- und Pankreasfistel anzulegen, fiel uns beim Freimachen des Choledochus ein Ast auf, welcher von diesem etwa 2·5 cm nach links zu einem Strange zog, der von der Leber sich nach dem Duodenum erstreckte. Wir vermutheten in diesem Gebilde sofort einen accidentellen, mit dem Choledochus communicirenden Gallengang und konnten uns alsbald durch die Sonde von der Richtigkeit unserer Annahme überzeugen. Die Weite dieses Ganges entsprach ca. ein Drittel der normalen Choledochusweite, seine Schleimhaut war zur Zeit der Beobachtung frei von Galle.

Nehmen wir an, dass in dem zweiten Falle von Bidder und Schmidt die gleiche Anomalie vorgelegen habe, so lassen sich die beobachteten Erscheinungen zwanglos erklären. Eine geringe Verengerung der Fistel — wie sie sich gerade bei Gallenblasenfisteln ungemein leicht einstellen — mag zu einer Rückstauung der Galle und zur ersten Benutzung des accidentellen Ganges geführt haben. Und indem das Secret von nun an dauernd diesen Weg nahm, konnte die Fistel sich schliessen und der Hund nach Wiederherstellung normaler Verhältnisse so rapide an Gewicht zunehmen.

Wie oft solche accidentellen Gänge vorkommen, vermag ich mit Bestimmtheit nicht zu sagen. Aber aus dem Umstande, dass wir selber in den letzten fünf Jahren trotz ziemlich häufig ausgeführter Laparotomieen etwas Aehnliches nicht wieder gesehen haben, dass ferner dieser accidentelle Gang — soweit mir bekannt ist — noch niemals von anderer Seite beschrieben worden ist — möchte ich schliessen, dass sein Vorkommen ein recht seltenes ist.

Immerhin aber ist seine Kenntniss nicht ohne alle Bedeutung, einerseits weil sie uns gestattet, die Erscheinungen, welche bisher zu der Annahme der Gangregeneration geführt haben, in einfacher Weise zu erklären, dann aber auch, weil sein unbeachtetes Vorhandensein beim Studium der Gallensecretion zu unrichtigen Untersuchungsergebnissen führen könnte.

3. Der Vorsitzende legt auf Wunsch des Hrn. Prof. Miller einen in dessen Besitz befindlichen Schliff durch den Stosszahn eines Elefanten vor. Der Zahn zeigt im ganzen Umfange annähernd gleich weit von der Pulpahöhle und von der äusseren Oberfläche entfernt einen intensiv grün gefärbten Ring.

Abgedruckt im „*Archiv für Physiologie*“, herausgegeben von E. du Bois-Reymond.

Verlag von Veit & Comp. in Leipzig.

VERHANDLUNGEN

DER

PHYSIOLOGISCHEN GESELLSCHAFT

ZU BERLIN.

Jahrgang 1895—1896. № 6. 7. 8. 9. 10. 11. 20. März 1896.

VI. Sitzung am 10. Januar 1896.

Vorsitzender: Hr. H. Munk.
Schriftführer: Hr. N. Zuntz.

1. Hr. Prof. Johannes Gad in Prag wird auf Vorschlag des Vorstandes einstimmig zum auswärtigen Mitgliede erwählt.

2. Hr. Dr. G. Joachimsthal (als Gast) hält den angekündigten Vortrag: Ueber selbstregulatorische Vorgänge am Muskel.

Nach den Untersuchungen über die Zweckmässigkeit in der Anordnung der Spongiosabälkchen des Knochens und dem durch Julius Wolff erbrachten Nachweis der Anpassungsfähigkeit nicht nur der inneren Architectur, sondern damit auch der äusseren Form der Knochen unter functionell neuen Verhältnissen, lag es nahe, auch andere Gewebe und Organe des Körpers sowohl auf die Frage der Zweckmässigkeit in der Anordnung ihrer Elemente zu prüfen, als ganz besonders nach Ermittelung eines derartigen ursächlichen Zusammenhanges zwischen Form und Function den Nachweis morphologischer, durch etwaige Aenderungen der Function bedingter Structurveränderungen zu erbringen. Ein der Function entsprechender Bau ist bisher bereits für eine Reihe von bindegewebigen Organen erwiesen worden. So wurde durch Roux in der Schwanzflosse des Delphin eine „functionelle Structur“ aufgefunden, welche in einer Weise das Mannigfaltigste und Zweckmässigste mit den einfachsten Mitteln darstellt, die ohne ein bekanntes Beispiel in der Lebewelt dasteht. Die Structurverhältnisse der Fascien (Bardeleben), die Faserung des Trommelfelles (Roux), der Semilunarklappen des Herzens ergaben der Function angepasste Structurverhältnisse. Die Gestaltung des Lumens der Blutgefässe wurde gleichfalls durch Roux als eine feinste functionelle Anpassung der lebenden Wandung an die haemodynamischen Kräfte des Blutstrahles erkannt.

Bei diesen Nachforschungen war man umsomehr veranlasst, auch den Muskeln eine diesbezügliche Aufmerksamkeit zuzuwenden, als anatomische und vergleichend anatomische Betrachtungen auf eine Zweckmässigkeit in der Anordnung der einzelnen Körpermuskeln, und überdies vielfache Erfahrungen des täglichen Lebens auf das Eintreten zweckmässiger Umwandlungen unter der Einwirkung einer veränderten Function der Muskeln hinweisen. Unter dem Einfluss einer vermehrten Thätigkeit und Uebung nimmt die Dicke der Skelettmuskeln in einer schon bei oberflächlicher Untersuchung deutlichst nachweisbaren Weise zu, während eine Durchschneidung, bezw. Lähmung des dazu gehörigen Nerven oder dauernder Nichtgebrauch, beispielsweise bei Feststeifung der benachbarten Gelenke, zu einer beträchtlichen Verminderung der Muskeldicke führt. Zwei in dieser Beziehung höchst belehrende Beispiele hatte ich nacheinander Gelegenheit, der hiesigen medicinischen Gesellschaft zu demonstriren. Es handelte sich beide Male um Patienten, die in ihrer frühesten Kindheit durch eine Erkrankung an spinaler Kinderlähmung eine fast vollkommene Paralyse der unteren Gliedmaassen erworben hatten und bei dem Unvermögen des Gebrauches dieser Extremitäten zur Fortbewegung, es durch langjährige Uebung zu einer wunderbaren Fertigkeit in dem Gehen, Laufen, Klettern und Springen auf den Händen gebracht hatten. In Folge der vermehrten Beanspruchung hatte bei beiden Kranken die Musculatur der oberen Extremitäten und des Rumpfes eine geradezu athletisch zu nennende Entwickelung angenommen, während der fast vollkommene Schwund der Muskeln an den gelähmten Theilen einen überaus frappirenden Contrast beider Körperhälften hervortreten liess. War somit die Selbstregulation des Muskels in Bezug auf seinen Dickendurchmesser schon ohne Weiteres anzunehmen und bedurfte keines weiteren Nachweises, so war es ebenso durch vielfache klinische Erfahrungen festgestellt, dass der Muskel sich selbst grösseren Aenderungen in der Entfernung der Insertionspunkte von einander allmählich anzupassen vermag. Ich erinnere in dieser Beziehung nur an die Verhältnisse bei der angeborenen Hüftluxation, bei der die mit der Axe des nach hinten oben dislocirten Schenkels parallel laufenden pelvifemoralen und pelvicruralen Muskeln sich verkürzt erweisen, während die pelvitrochanteren Muskeln keine Verkürzung, sondern eine Verlängerung aufweisen, Veränderungen, die sich nach gelungener Reposition des Schenkelkopfes von selbst zur Norm zurückbilden. Indess liegen in Bezug auf die Muskellänge die Verhältnisse nicht so einfach, als für die Muskeldicke; denn es bedurfte hier für die Feststellung der Uebereinstimmung von Form und Function einmal des Nachweises der Abhängigkeit der Muskellänge von der Excursionsgrösse des durch den Muskel unmittelbar bewegten Theiles, sowie weiterhin des Nachweises der Fähigkeit des Muskels, bei etwaigen Aenderungen der Excursionsgrösse selbstregulatorisch seine Länge zu variiren.

Schon Borelli hatte erkannt, dass ein Muskel eine Last um so höher zu heben im Stande ist, je länger er selber ist. Ueberzeugender haben dann Ed. Friedr. Weber und nach ihm Fick und Gubler erwiesen, dass die Länge des Muskels überall am thierischen Körper in einem directen Abhängigkeitsverhältniss zu der Function, nämlich zu der Hubhöhe, stehe. Einige Beispiele aus der vergleichenden Anatomie mögen ein derartiges Verhalten illustriren. Bei den mit gebeugtem Kniegelenk einhergehenden Vierfüsslern inseriren sich die den Unterschenkel zum Oberschenkel beugenden Muskeln an der Tibia und Fibula weit vom Kniegelenk entfernt, beim Menschen dagegen, beim Affen und gewissen Quadrupeden, wie den Elefanten, die das Knie beim Laufen strecken, liegen die Insertionsstellen in der Nähe des Gelenkes. Da der Biceps, Semitendinosus und Semimembranosus um so ausgiebigere Bewegungen auszuführen vermögen, je weiter vom Gelenk ihre Ansatzpunkte entfernt sind, so nimmt die Muskellänge im Verhältniss zur Sehne bis zum vollkommenen Schwinden derselben zu, während die Muskeln dort, wo sie in der Nähe des Gelenkes inseriren, eine lange Sehne aufweisen. Wie Marey zeigte, haben die Vögel mit kleinen Flügeln, welche für die gleiche Leistung grössere Excursionen als breite Flügel zu machen haben, einen dieselben bewegenden Pectoralis, der durch Aenderung seiner Insertionsstelle länger geworden ist und so grössere Excursionen gestattet, als der gleiche Muskel bei Vögeln mit breiten Flügeln. Um hier gleich auf ein Beispiel einzugehen, auf das ich später zurückkomme, so war es von jeher den Forschern aufgefallen, dass gewisse Formen von Negern, trotz der grossen Leistungsfähigkeit im Gebrauch ihrer unteren Extremitäten, überaus wenig hervortretende Wadenmuskeln besitzen, während bei der weissen Race die Gastrocnemii als Muskelmasse deutlich nach hinten prominiren. Es ergab sich als Ursache dieser Erscheinung beim Neger ein stärkeres Hervortreten des hinteren Fortsatzes des Fersenbeines derart, dass der Wadenmuskel an einem längeren Hebelarm arbeitet als der Muskel des Weissen. Der in Folge dessen grösseren Excursion beim Neger entsprechend, gestaltet sich der Wadenmuskel so, dass an einen langen schmalen Muskelbauch sich eine kurze Sehne ansetzt, während für die Verhältnisse des Weissen, der geringeren Excursion und der bei dem kurzen Hebelarm erforderlichen grösseren Kraft entsprechend, ein kurzer dicker Muskel mit einer langen Sehne als am vortheilhaftesten sich erweist und dementsprechend findet.

Den Nachweis der schon vorher von Fick und Henke vermutheten Fähigkeit desselben Individuums bei einer Veränderung der Inanspruchnahme selbstthätig seine Muskellänge zu ändern, hat zuerst Roux erbracht. Seine Beweise für die Selbstregulation der Muskellänge waren mehrfacher Art. Den ersten lieferte die Betrachtung der sogenannten Muskelvarietäten. Es zeigte sich, dass bei diesen regellosen Aberrationen von Muskelsubstanz auf ganz verschieden bewegliche Nachbargebilde die Muskellänge der neuen Anheftungsstelle entsprechend regulirt ist, in Folge dessen sie auch die Länge des normalen Muskels bald übertrifft, bald hinter derselben zurückbleibt. Weiterhin wurde das Verhalten der Muskellänge bei Alterationen der Excursionsgrösse der Gelenke beobachtet. Die Untersuchung von 51 Musculi pronatores quadrati erwies deutlich die Thatsache der Muskelverkürzung bei Beschränkung der Supination derart, dass im extremsten Falle bei Verringerung der Supination und Pronation von 160° auf 20° der Muskel statt $^2/_3$ bloss $^1/_6$ der Breite des Unterarms einnahm. Die Sehne ergänzte den Defect der Muskellänge gewöhnlich in der Weise, dass sie den ganzen übrigen, also ulnarwärts liegenden Raum der Breite der Vorderarmknochen bedeckte, ein Verhalten, das vor Kurzem von Rivière bestätigt worden. Die Verlängerung der Sehne auf Kosten des verkürzten Muskels trat dann in einem Falle hochgradiger Kyphose an den langen Rückenmuskeln, welche sonst bei dem als Arbeiter fungirenden Patienten vollkommen normal und eher hypertrophisch als atrophisch waren, auf das evidenteste hervor; denn es liess sich sicher feststellen, dass an denjenigen Muskelbündeln, welche über beweglichere Strecken verliefen, welche die Lenden- oder Halswirbelsäule mitbewegten, die Muskeln weniger durch die sehnige Veränderung verkürzt waren, als an anderen Stellen, welche in höherem Grade durch die kyphotische Fixation der Wirbel der Beweglichkeit beraubt waren.

Strasser hat dann bei einer seit 8 Jahren bestehenden Ankylose des Ellbogengelenkes Gelegenheit gefunden, die Verhältnisse der Muskulatur zu untersuchen und in Bezug auf die erwähnte Frage zu prüfen. Auch die von ihm gefundenen Unterschiede der Faserlänge waren neue Belege für die Thatsache, dass sich im fertigen normalen Organismus eine Anpassung der Faserlänge an die Beanspruchung bis ins Einzelne hinein manifestirt. Es hatte sich die Länge der einzelnen Fasern, es hatten sich aber auch die ganzen Querschnitte in Uebereinstimmung mit der Functionsänderung an allen Muskeln des Schultergelenks vermindert. Bei dem M. deltoides, dem Teres major, Coraco-brachialis, Biceps longus und brevis und beim langen Kopf des Triceps war der Unterschied durch Messung nachzuweisen.

Einen Schritt weiter als Roux und Strasser ging alsdann Marey, indem er, von dem schon erwähnten Verhalten der Negerwade ausgehend, schloss, dass, wenn wirklich der Muskel am lebenden Organismus eine selbstregulatorische Thätigkeit entfalte, nothwendigerweise bei einer experimentell herbeigeführten Verkürzung des Hackenfortsatzes und damit des Hebelarms für die angreifenden Gastrocnemii die Verhältnisse sich in der Weise gestalten müssten, dass aus dem beim Thier dem Verhalten des Negers entsprechenden Zustande des langen Muskelbauches mit kurzer Sehne sich das Verhalten der Wade der weissen Race, d. h. ein kurzer dicker Muskel mit langer Sehne, entwickeln müsse. Den ersten diesbezüglichen Versuch liess Marey an den beiden Hinterbeinen eines ausgewachsenen Kaninchen durch einen französischen Chirurgen Quénu in der Weise ausführen, dass der nach hinten vorspringende Theil des Fersenbeins resecirt wurde. Nach Ablauf eines Jahres, während welcher Zeit sich das Thier frei herumbewegen konnte, wurde es getödtet, und nun ergab sich in der That das erwartete Resultat, indem das durch Vergleich mit einem normalen Kaninchen festgestellte Verhältniss zwischen Muskel und Sehne von einer etwa gleichen Länge beider sich dahin geändert hatte, dass die Länge des Muskels nunmehr nur noch die Hälfte derjenigen der Sehne betrug. Der zweite an einer jungen Ziege vorgenommene Versuch ergab ein negatives Resultat. Hier wurden dem Thier 12^{mm} von dem hinteren Fersenbeinfortsatz fortgenommen. Als dann nach zwei Jahren die Ziege getödtet wurde, zeigte es sich, dass, während bei dem eben erwähnten Kaninchenversuch die eingetretene Verkürzung des Muskels beinahe $^1/_3$ betrug, hier, wie ein Vergleich mit einem Zwillingsthier ergab, der Muskel sich kaum um $^1/_8$ verkürzt hatte. Marey versucht die Resultatlosigkeit seines zweiten Versuchs aus der Art und Weise der Fortbewegung der Ziege zu erklären, die beim Gehen auf allen Vieren nur einen geringen Ausschlag des hinteren Fersenbeinfortsatzes bewirkt, während die sprungweise Fortbewegung des Kaninchens zu recht beträchtlichen Ausschlägen dieses Knochentheiles, in Folge dessen zu stärkerer Beanspruchung des inserirenden Muskels, Veranlassung giebt.

Zumal nun Marey, dessen Arbeiten übrigens in Deutschland wenig bekannt geworden zu sein scheinen, selbst zu Nachprüfungen auffordert, unternahm ich es, in dem hiesigen physiologischen Institut auf Anregung des Hrn. Prof. Dr. Gad das Experiment an einer anderen Thierspecies zu wiederholen, und zwar glaubte ich in einer möglichst einwurfsfreien Weise derart vorzugehen, dass ich die Operation nur an der einen Seite ausführte. Während **Marey** bei seinem doppelseitigen Vorgehen für die Beurtheilung der eintretenden Veränderungen auf Controlthiere angewiesen war, konnte hier der Vergleich mit der anderen Seite für die Beurtheilung der eintretenden Veränderungen maassgebend werden. Ich wählte wiederum ein im Springen gewandtes Thier, die Katze, und vollführte den Versuch in der Weise, dass ich an einem ausgewachsenen Thier zunächst denjenigen Theil des Calcaneusfortsatzes absägte, an dem die Achillessehne inserirt, und nach Resection eines 1 ^{cm} langen Stückes aus dem erwähnten Fortsatz den mit der Sehne in Verbindung stehenden knöchernen Theil mit Silberdraht an die Schnittfläche des Fersenbeines befestigte. Auf diese Weise war eine feste Vereinigung der beiden Sägeflächen zu erwarten, ohne dass der musculöse bezw. sehnige Apparat selbst berührt war. Nach Vernähung der Haut wurde in plantarflectirter Stellung des Fusses ein Gypsverband angelegt der fünf Wochen liegen blieb. Die Wunde war nach dieser Zeit geheilt, die knöcherne Anheilung vollendet. Es wurde dem Thier überlassen, durch im Anfang vorsichtige Bewegungen selbst die noch bestehende Steifigkeit im Fussgelenk zu beseitigen. Nach kurzer Zeit war jede Spur des Eingriffes verschwunden und das Thier in alter Weise im Stande, seine Fähigkeit im Springen an den Tag zu legen.

Neun Monate nach Beginn des Versuches wurde die Katze getödtet, und das Ihnen vorliegende Praeparat zeigt die an dem Wadenmuskel eingetretene Veränderung.

Auf der gesunden rechten Seite setzt sich eine schlanke, kaum $^{1}/_{2}$ ^{cm} breite, mit dem stark nach hinten vortretenden Hackenfortsatz in Verbindung stehende Sehne an einen langgestreckten Muskel. Das Verhältniss zwischen Muskel und Sehne ist ein derartiges, dass die Muskellänge etwa das Doppelte derjenigen der Sehne beträgt. Im Genaueren sind die Maasse folgende: Die Muskelfasern treten an der medialen Seite weiter distalwärts herab und endigen in einer Entfernung von 3·5 ^{cm} von dem Hackenfortsatz. Aussen beträgt die Entfernung der untersten Muskelstränge von der Insertionsstelle 3·8 ^{cm}. Der Soleus, ein gesonderter länglicher Strang, tritt noch vollkommen musculös in einer Entfernung von 2·4 ^{cm} vom Hackenfortsatz mit der Achillessehne in Verbindung. Wesentlich anders gestalten sich die Verhältnisse auf der operirten Seite. Die mit dem Calcaneus in Verbindung tretende Achillessehne ist nicht nur verlängert, derart, dass das Längenverhältniss zwischen Muskel und Sehne ungefähr das Gleiche geworden ist, sondern die Sehne hat auch beträchtlich an Breite zugenommen, so dass sich hier statt der schlanken Achillessehne der gesunden Seite ein über 1 ^{cm} breiter sehniger Strang von den untersten Muskelfasern bis zur Insertionsstelle erstreckt. Der Soleus geht an dieser Seite nicht direct in die Achillessehne über, sondern bildet, 4 ^{cm} vom Calcaneusfortsatz entfernt, eine eigene rundliche Sehne, die sich gesondert an den Knochen ansetzt. Im Einzelnen sind die Maassverhältnisse von Muskel und Sehne auf der linken Seite derart, dass die Muskelfasern medialwärts 4·9 ^{cm} und aussen 6·7 ^{cm} vom Calcaneus entfernt bleiben.

Die erwartete Vergrösserung des Dickendurchmessers des Muskels auf der operirten Seite ist vorläufig nicht eingetreten, im Gegentheil gewährt die Betrachtung des Muskels eher gegenüber der gesunden Seite den Eindruck einer geringen Atrophie, offenbar deshalb, weil die Dauer des Versuches eine immerhin kurze war, und das Thier das operirte Bein trotz der anscheinend vollkommenen Function gegenüber der anderen Seite geschont hat. Es bleibt weiteren Versuchen, deren Ausführung ich mir für die Zukunft vorbehalte, überlassen, den Nachweis zu erbringen, dass bei längerer Dauer des Versuches auch dieses letzte Postulat erfolgter Anpassung erfüllt wird.

Während also der eben geschilderte Versuch für die Anpassungsverhältnisse in Bezug auf die Länge des Muskels eine Bestätigung für das von Marey zuerst ausgeführte Experiment darstellt, liefert er gleichzeitig, was aus Marey's Beschreibung nicht hervorgeht, durch die eingetretenen Veränderungen in Bezug auf die Breite der Sehne den Beweis, dass die unter dem „Reiz der Function" eintretenden selbstregulatorischen Vorgänge sich nicht etwa nur auf die Verbindungsstelle zwischen Sehne und Muskel beschränken, sondern den ganzen locomotorischen Apparat, Muskel und Sehne, in gleichmässiger Weise tangiren.

Die Verbreiterung der Sehne ist gleichzeitig das wichtigste Argument gegen den Einwand, als handele es sich an dem Praeparat wesentlich um eine Atrophie des Muskels mit stärkerem Hervortreten der Sehne, da in diesem Falle in gleicher Weise wie der Muskel auch die Sehne hätte atrophieren müssen. Dass die Atrophie der Sehne als Begleiterscheinung einer Muskelatrophie auftritt, zeigt neben vielfachen sonstigen klinischen Thatsachen am evidentesten die Thatsache, dass bei einer erheblichen Atrophie des Quadriceps cruris sogar das in die Sehne eingelagerte Sesambein, die Patella, messbar an Breite abnimmt.[1]

Der Zufall brachte mir die Gelegenheit, in einem klinischen Falle ein dem geschilderten ähnliches, von der Natur vollführtes Experiment zu beobachten. Es handelte sich um eine 18jährige Patientin, die in ihrer frühesten Kindheit von Hrn. Prof. Julius Wolff wegen angeborenen Klumpfusses mit redressirenden Verbänden behandelt worden war. Diese Therapie hatte zu einem so vollkommenen Resultat geführt, dass in der Function des Fusses keinerlei Unterschiede von dem normalen mehr nachweisbar waren, indem die Patientin die volle Beweglichkeit des Fusses erlangt hatte. Trotzdem machte sich eine auffallende „Atrophie" der Wade bemerkbar, die mit der so vollkommenen Functionsfähigkeit des Fusses nicht in Einklang gebracht werden konnte. Die weitere Untersuchung ergab mir, dass bei der Patientin unter einer lediglich aus Fett bestehenden Hauttasche sich eine nur knopfförmige Andeutung des Hackenfortsatzes fand, an dem die Achillessehne angriff. Einem so kurzen Hebelarm entsprechend hatte sich das Verhältniss zwischen dem Wadenmuskel und der Sehne in der Weise umgewandelt, dass entgegengesetzt dem normalen Verhalten die Muskelmasse sich auf das oberste Drittel bezw. Viertel des Unterschenkels zusammendrängte und hier eine starke Vorwölbung bildete, während der ganze untere Theil aus sehniger Substanz bestand und bei der oberflächlichen Betrachtung den Eindruck einer extremen Atrophie des Muskels gewährte.

---

[1] Vergl. J. Wolff, Ueber trophische Störungen bei primären Gelenkleiden. *Berliner klinische Wochenschrift.*

Man wird nach dem Mitgetheilten periphere Muskelatrophien einer erneuten Prüfung zu unterziehen haben und bei Veränderungen der Function der beweglichen Körpertheile nicht nur die unter den neuen Verhältnissen verminderte Gebrauchsfähigkeit des betreffenden Theiles, sondern auch die veränderte Inanspruchnahme seiner Musculatur mit in Rechnung zu ziehen haben.

(Der Vortrag ist ausführlich mit Abbildungen der Praeparate in der Zeitschrift für orthopädische Chirurgie, Bd. IV, erschienen.)

3. Hr. N. Zuntz hält im Namen des Hrn. Dr. Isaac Levin (New York) den angekündigten Vortrag: Ueber die Bedeutung der Galle und des Pankreassecretes für die Resorption der Fette.

Hr. Levin demonstrirt seine Praeparate, aus welchen hervorgeht, dass nach Ausschluss auch nur eines der beiden Secrete emulgirtes Fett als solches nicht mehr in die Epithelien eintritt. (Die mit Abbildungen begleitete ausführliche Publication erscheint in Pflüger's Archiv.)

4. Hr. René du Bois-Reymond demonstrirt von Hrn. Prof. Röntgen geschickte Photographien, welche die Eigenschaften der von der Kathode einer Hittorff'schen Röhre ausgehenden sogenannten X-Strahlen illustriren.

VII. Sitzung am 24. Januar 1896.

Vorsitzender: Hr. E. du Bois-Reymond.
Schriftführer: Hr. J. Munk.

1. Hr. Hugo Apolant hält den angekündigten Vortrag: Ueber das Ganglion ciliare.

Bei keinem anderen peripheren Ganglion haben sich die Ansichten über die Natur und Bedeutung so spät geklärt wie bei dem Ganglion ciliare. Erst in den letzten Jahren gewann hauptsächlich auf Grund des physiologischen Experimentes und der mit der Golgi'schen Methode erzielten Resultate die Vorstellung an Boden, dass das Ciliarganglion sympathisch ist und functionell dem Oculomotorius angehört. Um den bisher noch nicht erbrachten einwandsfreien anatomischen Beweis für die functionelle Zugehörigkeit zum Oculomotorius zu liefern, bediente ich mich der Marchi-schen Degenerationsmethode. Gestützt auf die Erfahrungen, welche Hr. Professor Gad bei den von Marinescu geübten Hypophysisexstirpationen gesammelt hat, versuchte ich den Oculomotorius von der Schädelbasis her isolirt zu durchschneiden. Junge, zwei bis vier Monate alte Katzen werden auf das Cowl'sche Bett gespannt und tracheotomirt. Nach Einlegen einer möglichst weiten Maulsperre wird entsprechend den Processus pterygoidei des Keilbeins ein Schlitz in den weichen Gaumen gemacht, durch den hindurch es gelingt, die Schädelbasis und zwar speciell den Boden der Sella turcica zu trepaniren. Der Oculomotorius kann dann mit einem durch die

Hypophysis über den hinteren, seitlichen Rand der Sattelgrube geführten, geeignet construirten Tenotom isolirt, d. h. unter Vermeidung des Trigeminus und Sympathicus durchschnitten werden. Die Thiere wurden nach 8 bis 14 Tagen getödtet und die mit dem Ganglion ciliare in Verbindung stehenden Nerven nach der Marchi'schen Methode untersucht. Die Degeneration der in das Ganglion sich einsenkenden Oculomotoriusfasern konnte stets nur bis zu den Zellen des Ganglions, nie darüber hinaus verfolgt werden. Dies Resultat ist nur dadurch zu erklären, dass die dem Oculomotorius angehörenden Wurzelfasern im Ganglion enden, wie es Michel auf Grund von Golgi-Präparaten vermuthet hat, und dass mit den Zellen des Ciliarknotens ein neues Neuron für die zum Ciliarmuskel und zum Sphincter pupillae ziehenden Fasern beginnt.

Der Vortrag wird ausführlich im Arch. f. mikrosk. Anatom. erscheinen.

2. Hr. Rawitz hält den angekündigten Vortrag: Ueber die Schicksale der Attractionssphaere bei der Einleitung der Zelltheilung im Salamanderhoden (erscheint im Archiv für mikrosk. Anatomie.)

VIII. Sitzung am 7. Februar 1896.

Vorsitzender: Hr. N. Zuntz.
Schriftführer: Hr. H. Thierfelder.

1. Hr. Prof. E. Goldstein (als Gast) zeigte einige Bilder, die er nach dem Röntgen'schen Verfahren auf photographischen Platten aufgenommen hatte. Auf dem Bilde einer Hand waren die Glieder eines Kettenringes auch hinter der betreffenden Fingerphalanx erkennbar. Dadurch wird eine Durchlässigkeit auch der Knochensubstanz für die Röntgen'schen Strahlen bewiesen und die Möglichkeit eröffnet, bei der Aufnahme von zwei einander perspectivisch deckenden Knochen den einen durch den andern hindurch wahrzunehmen. An einer andern Handaufnahme, die auf Veranlassung des hiesigen Arztes Hrn. Dr. Wiener bewirkt wurde, sind ausser den Handknochen zwei kleine runde und eine grössere unregelmässig geformte dunkle Fläche erkennbar. Die ersteren entsprechen zwei seit längerer Zeit in der Hand lagernden Schrotkörnern, die letztere, wie sich bei der späteren, von Hrn. Geh. Rath v. Bergmann vorgenommenen Operation ergab, einer dünnen Bleihaut, die sich bei der Schussverletzung auf den Knochen abgelagert hatte. — Im Interesse des naturwissenschaftlichen Unterrichts waren die Aufnahmen einer Kreuzotter, einer Blindschleiche und eines Feuermolchs gefertigt. Die Aufnahmen zeigen innerhalb des Körperumrisses sehr scharf das Kopfskelett sowie die zahlreichen Wirbel und Rippen der Schlangen, ebenso das theilweise äusserst zarte Skelett des Molches. Dem Gedanken, dass die verschiedene Absorption der Röntgen'chen Strahlen durch verschiedene Substanzen ein Unterscheidungsmittel zwischen echten und imitirten Materialien abgeben könnte, entsprang die Aufnahme einer gemischten Reihe von echten und unechten Perlen, die im Original für den Augen-

schein einander gleichen, in der Röntgen-Photographie aber mit Leichtigkeit durch ihre verschiedene Durchlässigkeit unterschieden werden können. — Auf Veranlassung des Hrn. Dr. L. Brühl war ein Knochendurchschnitt (Spongiosa) aufgenommen: die Aufnahme bietet gegen die gewöhnliche photographische Abbildung den Vortheil, dass die störenden optischen Schatten auf dem Bilde wegfallen. Endlich wurde eine von Hrn. Schultz-Hencke, der auch bei den erwähnten Aufnahmen den Vortragenden freundlichst unterstützt hatte, bewirkte Aufnahme gezeigt, welche ergiebt, dass von den vier Holzarten: Elsen-, Nussbaum-, Mahagony-, Kienholz, das erste Holz sich am besten für Kassetten zu Röntgen-Aufnahmen eignet. Die Bilder der vier Holzplatten zeigen zugleich Strukturverhältnisse des Holzes, und erwecken damit die Hoffnung, dass auch Differenzirungen thierischer Gewebe auf diese Weise darstellbar sein werden. — Auf eine Anfrage machte der Vortragende ausserdem einige Angaben über den von ihm gewählten Bau des zur Erzeugung der Röntgen-Strahlen benutzten Entladungsrohrs, durch welchen die Schärfe der erzielten Abbildungen bewirkt wird.

2. Hr. Dr. G. Abelsdorff (als Gast) hält den angekündigten Vortrag: Ueber Sehpurpur und Augenhintergrund bei den Fischen.

Die den lichtempfindlichen Organen im ganzen Thierreiche gemeinsame Eigenschaft, durch den Besitz von Farbstoffen ausgezeichnet zu sein, kommt auch dem Sinnesepithel des Auges der Wirbelthiere zu, indem in den Stäbchen und Zapfen der Retina besondere Farbstoffe nachgewiesen sind. Hannover lehrte zuerst in Untersuchungen über die Retina der Vögel und Reptilien die farbigen Oelkugeln in den Zapfen kennen, bis mehrere Jahrzehnte später Boll die purpurne Eigenfarbe der Netzhaut beschrieb, als deren Grundlage eine in den Aussengliedern der Stäbchen befindliche Substanz, der Sehpurpur von Hrn. Kühne nachgewiesen wurde. Ist auch ein gewisser Grad von Lichtempfindlichkeit allen retinalen Farbstoffen eigen, so ist doch der Sehpurpur vor den übrigen durch seine grosse Lichtzersetzlichkeit, die seine charakteristischste Eigenschaft bildet, ausgezeichnet. Die bemerkenswerthe Entdeckung, in demjenigen Organe, dessen adäquater Reiz die Lichtstrahlen sind, auch eine Substanz zu kennen, welche auf denselben Reiz auf das empfindlichste reagirt, schien eine teleologische Erklärung der Bedeutung dieser Substanz nahezulegen. Trotzdem sind die Ansichten hierüber noch keineswegs zu allgemeiner Uebereinstimmung gelangt. Es schien daher geboten, den Weg für das Verständniss durch weiteren Ausbau der thatsächlichen Grundlagen anzubahnen und die wichtigste Eigenschaft des Sehpurpurs, seine physikalische Absorption genau zu bestimmen. Vortragender hat sich gemeinsam mit Frl. E. Köttgen dieser Aufgabe unterzogen und zugleich durch vergleichend physiologische Studien zu entscheiden versucht, ob, wie bereits Hrn. Kühne's Beobachtungen vermuthen liessen, die in den Stäbchen vorhandenen purpurnen Substanzen bei verschiedenen Thieren verschieden sind. Vortragender verzichtet auf Mittheilung des durch zahlreiche photometrische Messungen gewonnenen Zahlenmaterials und hebt nur hervor, dass man thatsächlich zwei Arten von Sehpurpur zu unterscheiden hat. Dem Sehpurpur der Amphibien, Vögel und Säugethiere einschliesslich des Menschen steht der der Fische gegenüber, ersterer hat das Maximum der Absorption bei der Wellenlänge 500 $\mu\mu$, zwischen den Fraunhofer'schen Linien *E* und *F*, letztere bei 540 $\mu\mu$ zwischen den Linien *D* und *E*. Vortragender demonstirt den Sehpurpur der Fische in Lösung und *in situ*. Zur Lösung wurden die Netzhäute eines Weissfisches, Leuciscus idus verwendet. Extrahirt wurde nach einer kürzlich von Kühne in der Zeitschr. f. Biologie angegebenen Methode, ein mit planparallelen Wänden versehenes Gläschen mit diesem Extract gefüllt und ein Bild des gefüllten Gläschens auf die Wand projicirt, welches die purpurne ins Violette spielende Farbe der Lösung zeigte.

Den Fischsehpurpur *in situ* zeigt Vortragender an den Augen des Bley (Abramis brama), Zander (Lucioperca sandra) und Kaulbarsch (Acerina cernua). Die Augen dieser Fische wurden vom Vortragenden gewählt, weil bei ihnen der Sehpurpur von vorn ohne Abhebung der Netzhaut erkennbar. Diese Eigenschaft verdanken dieselben, wie zuerst von Hrn. Kühne bei Abramis b. gezeigt, dem Besitze eines retinalen Tapetum, einer dicht hinter den Stäbchen gelegenen kalkigen reflectirenden, die Aderhautröthe vollkommen verdeckenden Schicht. Hierdurch sind auch die Bedingungen zur ophthalmoskopischen Erkennbarkeit des Sehpurpurs gegeben. Vortragender hat in einer früheren Publikation (Sitzungsber. d. königl. Preuss. Akademie d. Wissensch. 4. April 1895) gezeigt, dass man mit grösster Deutlichkeit beim Bley den Sehpurpur mit dem Augenspiegel wahrnehmen kann, er erläutert dasselbe durch Zeichnungen, welche von Hrn. Dr. Greef nach dem Augenspiegelbild eines im Dunkeln gehaltenen und eines belichteten Fisches angefertigt wurden.

Für die Demonstration solcher Augen empfiehlt Vortragender eine Härtung in 5 procentig. Formalinlösung. Die Gewebe behalten hierbei ihre Durchsichtigkeit, so dass in der That auch nach der Härtung des eröffneten Auges der Sehpurpur von vorn erkennbar ist, bei Alaunhärtung wird dieses durch die Trübung der vor den Stäbchen gelegenen Netzhautschichten verhindert. Gleichzeitig wird durch die Formalinhärtung die Lichtzersetzlichkeit des Sehpurpurs stark herabgesetzt.

3. Hr. C. Benda hält den angekündigten Vortrag: Ueber den Bau der blutbildenden Organe und die Regeneration der Blutelemente beim Menschen.

Die Herkunft polymorphkerniger Leukocyten aus den Lymphknoten wird von verschiedenen Seiten in Frage gestellt. Meiner Anschauung nach ist der wichtigste Beweis für diese Thatsache durch die Untersuchungen Ph. Stöhr's erbracht, die ich durchaus bestätigen kann. Darnach findet eine Auswanderung von Leukocyten aus den Lymphknötchen des Rachens und des Darmcanals in und durch die Schleimhaut statt. Diese Thatsache ist nicht so umzudeuteln, dass hier Wanderzellen der Blutgefässe, die die Knötchen durchwandern, vorliegen könnten, denn wir sehen bei den reichlichsten Auswanderungen an der Oberfläche der Knötchen nichts von Leukocytenanhäufungen und Auswanderungen an den in Frage kommenden Blutgefässen. Vielmehr gehen die Leukocyten aus der ganzen Oberfläche der Lymphknötchen hervor. Gleichzeitig ermöglicht das Object Stöhr's unmittelbar noch eine Beobachtung: zwischen den Leukocyten und den Lymphocyten der Knötchen giebt es keine besonderen Zwischenformen, besonders brauchen hier keine sogenannten einkernigen Leukocyten vorzukommen, wenigstens soweit hierunter grosskernige chromatinarme Formen verstanden werden. Vielmehr kann sowohl an dem chromatinreichen Kern der Lymphocyten eine Kerneinschnürung auftreten, ehe der Zellleib sich vergrössert oder der Zellleib kann sich vorher vergrössern, ohne dass der allerdings einfach bleibende Kern seinen Chromatinreichthum einbüsst. Gerade den directen Uebergang der chromatinreichen Lymphocytenkerne in den chromatinreichen Kern des polymorphkernigen Leukocyten halte ich für eine gewichtige Erscheinung. Neutrophile Granula erkenne ich nicht in den Leibern der aus den Lymphocyten hervorgehenden Leukocyten. Der gleiche Vorgang wie in der Peripherie der solitären Schleimhautknötchen spielt sich in den conglomerirten Lymphknötchen, den sog. Lymphdrüsen an der Grenze zwischen Keimlager und Lymphsinus ab. Es ist zu beachten, dass in allen, nicht in besonderem Reizzustande befindlichen Lymphknoten die reticuläre Stützsubstanz an der Grenze des Keimlagers ein vollkommenes Septum bildet, welches die Lymphocyten gegen den Lymphstrom abschliesst; das Keimlager wird nicht, wie das gelegentlich behauptet wird, von der Lymphe frei durchspült. Jene Anordnung bedingt vielmehr, dass die Lymphocyten nur durch active Bewegungen in den Lymphstrom gelangen, also vorher im Keimlager schon zu Leukocyten ausgereift sein müssen; eine Anschauung, zu der auch Ranvier gelangt ist. In der That habe ich in der Peripherie der Keimlager schnürkernige Lymphocyten vorgefunden, die ich als solche Uebergangsbilder ansehe. In gewissen pathologischen Zuständen, besonders bei Streptokokkeninfection und bei Typhus ist die Auswanderung von Zellen aus den Keimlagern derartig gesteigert, dass es zur vollständigen Auflösung der Keimlager kommt. Ich glaube, dass die Beobachtung der Gefässe die Sicherheit gewährt, dass man hier nicht eine entzündliche Einwanderung mit Auswanderung verwechseln kann. Meines Wissens ist diese Erscheinung bisher noch nicht genügend gewürdigt worden Sie betrifft also einen vermehrten Eintritt von Leukocyten zunächst in die Lymphsinus unabhängig von eigentlichen Vermehrungsvorgängen. Die Fälle, in denen ich diese Erscheinung fand, gehörten Typhus und Scharlach an. Beim Typhus schoppen sich die ausgewanderten Zellen in den Lymphsinus an und tragen vorwiegend zu den Schwellungen der Lymphknoten bei. Bei Scharlach jedoch dürfen wir eine Weiterführung der Zellen in die Blutbahn annehmen, und damit in jenem Phaenomen einen Factor der Leukocytose erblicken.

Ueber die Herkunft der Lymphocyten giebt nun das Studium der Keimlager Aufklärung. Die Keimlager befinden sich in den Lymphknoten in sehr mannichfachem Aussehen je nach dem Functionszustande der Drüse. Die Form, die Flemming's classischen Studien zu Grunde gelegen hat, zeigt den Entwickelungsvorgang am klarsten. Ich möchte diesen Zustand als den geschichteten bezeichnen. Hier finden wir die äussere Zone vorwiegend von Lymphocyten gebildet. Sie sind in scheinbar concentrischen Reihen, die zuerst Armauer Hansen beschrieb, angeordnet. Diese Lymphocytenlager grenzen sich nach innen scheinbar ziemlich scharf gegen ein rundliches Knötchen ab, welches zuerst von His bemerkt, von Flemming als Secundärknötchen oder Keimcentrum beschrieben und in seiner Bedeutung erkannt wurde. Hier ist der Hauptsitz, ja gemeinhin der einzige Sitz von indirecten Zelltheilungen von der Lymphdrüse. Auf diesen Befund gestützt nahm Flemming an, dass die Keimcentren die Bildungsstätte der Lymphocyten und damit der Leukocyten seien. Diese Auffassung hat mannichfache Angriffe erfahren. Am weitesten entfernt sich Löwit von ihr. Derselbe giebt zwar eine Beschreibung der „Leukoblasten", die sich mit den der Keimcentrumszellen deckt, lässt sich aber die Leukoblasten nicht durch Mitosen theilen, so dass nicht recht klar wird, wohin er die Mitosen des Keimcentrums rechnet. Das, was wir als Lymphocyten beschrieben, deckt sich mit seinen „Erythroblasten", die sich nach ihm durch Mitosen vermehren sollen. Gerade die Reaction aber, die er für die Kerne seiner Erythroblasten als charakteristisch angiebt, trifft nach seiner eigenen Angabe auch für die polymorphkernigen Leukocyten zu. Daher muss ich auch aus seinen Beobachtungen folgern, dass seine „Erythroblasten" keine Vorformen von rothen, sondern von polymorphkernigen Blutkörperchen sind. Czermak hält die Keimcentren für die Entstehungsorte der Blutplättchen. Rawitz lässt die Leukocyten aus Riesenzellen entstehen. Beide Autoren haben Formen von Phagocyten, die ich noch erwähnen werde, vor sich gehabt. Weniger in der Beobachtung als in der Deutung weichen Ribbert und Baumgarten von Flemming ab. Sie haben beide offenbar dieselben Zellen wie Flemming als Stammelemente der Leukocyten erkannt, halten sie aber der Eine für Endothelien-, der Andere für Reticulumzellen. Diese Auffassungen lassen sich weniger durch Beobachtungen als durch allgemeine Gründe bekämpfen. Es ist gar nicht zu leugnen, dass die Vorformen der Leukocyten, Endothelien und Reticulumzellen sich sehr ähnlich sehen können, so dass man sicher nicht an jeder einzelnen Zelle diagnosticiren kann, welcher Classe sie zugehört. Dennoch treten nach bestimmten Methoden auch Unterschiede dieser Zellen hervor, die doch gewisse Anhaltspunkte für eine ausgeprägte Specificität dieser Zellarten geben. Die Reticulumzellen haben stärker contourirte eckige Kerne, und sind überhaupt recht spärlich. Die Endothelzellen haben meist einen sehr dichtfädigen Zellleib, der sich mit sauren Anilinfarben (Eosin, Rubin S.) lebhaft färbt. Die Vorformen der Lymphocyten zeichnen sich durch häufiges Vorkommen von basophilen Einlagerungen des Zellleibs aus, die ich für die δ Granula Ehrlich's halte. Die Körnchen sind in den gehärteten Praeparaten oft zu spindel- oder halbmondförmigen Schollen verklebt und unterscheiden sich dadurch von den Mastzellengranulis, die immer als feinste scharf abgegrenzte Körnchen erkennbar sind. Das, was die Autoren von einer Identificirung derselben mit Vorformen der Lymphocyten abhielt, ist offenbar die Schwierigkeit, Uebergänge zu finden. In der That sind diese Keimcentrumszellen stark von den Lymphocyten verschieden. Sie sind oft von erheblicher Grösse, wohl doppelt so gross wie die Lymphocyten. Wenn auch der Zellleib oft ziemlich schmal ist, kann er doch auch grössere Masse erreichen. Das Hauptunterscheidungsmerkmal bildet der Kern, derselbe ist bei den Lymphocyten klein, von äusserst dichtem Chromatingerüst, in dem ein Nucleolus allerdings meist auch nachweisbar ist. Bei den Keimcentrumzellen ist er gross, bläschenförmig mit einem sehr deutlichen Kernkörperchen, das durch ziemlich zarte, oft speichenförmige Chromatinfädchen mit der Aussenschicht des Kerns verbunden ist. Bisweilen erscheinen die Kerne gelappt oder zwerchsackförmig. Meist findet man nun auch im Keimcentrum einzelne Lymphocyten; ein deutlicher Zusammenhang zeigt sich aber nur auf bestimmten glücklich gerichteten Schnitten. Hier erkennt man, dass die Lymphocytenreihen des Keimlagers nicht eigentlich concentrisch, sondern spiralig verlaufen, und innen direct in das Keimcentrum einmünden. An solchen Stellen sieht man, wie sich in der äusseren Zone des Keimcentrums die Keimcentrumszellen mit Lymphocyten untermengt zu Strängen ordnen und schliesslich am äusseren Rand in den Strängen durch Lymphocyten ersetzt werden. Uebergangsformen sind eigentlich nicht zu sehen. Man könnte dieses Bild so deuten, dass hier zwei Zellarten gemischt sind, von denen die kleinere Art die grössere aussen überwuchert. Ich kann allerdings Flemming's Angabe bestätigen, dass sich bisweilen auffallend kleine Mitosen finden, die als Theilungen der kleinen Zellen anzusehen wären. Sie sind aber in gewöhnlichen Lymphdrüsen so selten, dass sie kaum den normalen Vermehrungsmodus der Lymphocyten darstellen dürften, wie dies Hansemann anzunehmen scheint. Reichlicher habe ich sie nur in einem meiner Fälle von acuter Leukämie in den Lymphdrüsen gefunden. Sonst gehören die Kerntheilungsfiguren, wie auch Flemming aufs klarste angiebt, ausschliesslich der grossen Zellart an. Besonders schön fand ich dies in den adenoiden Wucherungen der Rachentonsille, wo der rein lymphoide Charakter der Zellneubildungen nicht in Frage gestellt werden kann. Das veranlasst mich zu dem vor mir auch von Flemming und H. F. Müller gezogenen Schluss, dass die Lymphocyten den aus den Mitosen der grossen Zellen hervorgegangenen Tochterzellen entsprechen. Sie stellen eben die für die Umwandlung in polymorphkernige Leukocyten bestimmten Abkömmlinge der Keimcentrumszelle dar. Dass die Tochterzellen andererseits auch die Fähigkeit besitzen müssen, sich in Keimcentrumszellen zurückzuverwandeln, ist eine nothwendige Folgerung. Dies muss in den geschichteten Keimlagern im Innern des Keimcentrums geschehen, während in seiner Peripherie der Vorschub der Lymphocyten stattfindet. Eine besondere Form der geschichteten Keimlager kommt bei der kleinzelligen Hyperplasie der Lymphdrüsen zur Beobachtung. Hier häufen sich die Lymphocytenstränge in der Umgebung der einzelnen Keimcentren und füllen selbst die Lymphsinus aus, indem sie die Abgrenzung der Keimlager durchbrechen. Ich kann auch in diesen Fällen keine besonderen Vermehrungssymptome gerade an den kleinen Lymphocyten finden und deute daher diese pathologische Form als eine Anschoppung von Lymphocyten, die mit einem Ausbleiben ihrer Umwandlung in Leukocyten verbunden und vielleicht dadurch bedingt ist. Ich bezweifele, dass diese Form zu erheblich vermehrter Einfuhr von Lymphocyten in die Blutbahn (Lymphaemie) führen kann.

Ausser dem geschichteten Keimlager finden wir noch zwei Formen, die beide als ungeordnete Keimlager zu bezeichnen sind. Die eine ist das kleine, circumscripte Keimlager, wie es den kleinsten Lymphknötchen zukommt. Hier finden wir Keimcentrumszellen und Lymphocyten ziemlich untermischt; Mitosen fehlen völlig. Bisweilen sah ich viele Mastzellen in solchen Drüsen. Man wird diese Form als die dem völligen Ruhezustande entsprechende deuten müssen. Dass hier vereinzelte zu Leukocyten umgewandelte Lymphocyten durch Auswanderung in die Lymphsinus gelangen können und dann gelegentlich durch eine Theilung Ersatz geschafft wird, ist nicht ausgeschlossen.

Im Gegensatz hierzu steht das grosse, diffuse, ungeordnete Keimlager. Hier liegen grosse und kleine Zellen bunt durcheinander, eine Abgrenzung der Keimcentren gegen die Lymphocytenstränge, die Abgrenzung dieser gegen die Lymphsinus ist völlig verstrichen. In allen Punkten kommen Kerntheilungsfiguren vor, bisweilen auch solche der kleineren Zellen. Ich fand diese Form in geringem Grade bei bacillärer (Löffler'sche) Diphtherie in den Tonsillen und submaxillaren Lymphdrüsen, besonders ausgeprägt aber in den meisten Lymphdrüsen bei Fällen von acuter Leukämie. Den gleichen Bau zeigen die metastatischen Lymphome bei acuter Leukämie, ferner aleukämische Lymphome und maligne Lymphosarcome. Man wird nicht fehlgehen, diese Form als den höchsten formativen Reizungszustand der Lymphknoten aufzufassen. Die Intensität der Wucherung verhindert hier in erster Linie die reguläre Ablagerung und Vorschiebung der Tochterzellen, und damit deren Umwandlung zu Leukocyten. Sie bewirkt zweitens durch Durchbrechung der Keimlagergrenze ein Eindringen der Keimlagerzellen in die Lymphsinus und damit in den Lymphstrom, soweit nicht etwa durch die Wucherung der Lymphstrom unterbrochen ist, wie das bei Pseudoleukämie und Lymphosarcom wahrscheinlich der Fall ist. So sehen wir bei acuter Leukämie Lymphocyten und grosse lymphoide Zellen, die mit den Keimcentrumszellen identisch sind in der Circulation, wie das besonders A. Fränkel als typisch erkannt hat. Unter welchen Umständen auch sonst vereinzelte Lymphocyten und grössere Zellen (Keimcentrumszellen?) in die Blutbahn gelangen, ob namentlich letztere durch Entwickelung der Lymphocyten gebildet werden können, ist noch nicht zu entscheiden. Dass eine solche Einfuhr von Seiten ganz normaler Lymphdrüsen erfolgen kann, halte ich nach deren Aufbau für ausgeschlossen, erwähne aber. dass Ribbert den Austritt derartiger Zellen schon bei regenerativen Wucherungen der Lymphknoten beobachtete. Jedenfalls scheint mir, dass eine Scheidung der grossen Lymphocyten und einkernigen Leukocyten nicht streng durchzuführen ist, sondern dass beide den Keimcentrumszellen, oder wie H. F. Müller sie bezeichnet, den theilungsreifen Zellen entsprechen.

In allen Lymphdrüsenzuständen findet man gelegentlich grosse Zellen, die Lympho- oder Leukocyten in verschiedenen Stadien der Rückbildung enthalten, als deren letztere ich Flemming's tingible Körper (mit Hindenburg) betrachte. Diese Phagocyten haben im ganzen den Charakter von Endothelien, doch habe ich Genaueres darüber nicht ergründet. Ich würde, wie erwähnt, Rawitz' Riesenzellen dahin rechnen.

Die Milz, wenigstens die menschliche, fasse ich als venöses Cavernensystem auf, in dessen Wänden lymphadenoides Gewebe gelegen ist. Die cavernösen Pulparäume gehören einer durchaus geschlossenen Blutbahn an. Sie sind mit Endothel ausgekleidet, welches den bekannten spindelförmigen Pulpazellen entspricht. Diese Verhältnisse sind am klarsten in anämischen Milzen zu übersehen, wie Böhm und v. Davidoff mit Recht hervorhoben. Das, was sie aber als „gestricheltes Epithel" dieser Räume abbilden, ist nichts weiter, als die auf den collabirten Wänden etwas gefalteten Endothelzellen.

Das lymphadenoide Gewebe in den Cavernenwänden ist nach dem functionellen Zustand der Milz sehr verschieden zellreich, bisweilen vorwiegend bindegewebig (besonders bei indurativer Stauungsmilz). Es erhält gegen die Arterienscheiden hin eine vorwiegend lymphoide Zusammensetzung, wo es dann in normalen Milzen und in einigen Reizzuständen in gewisser knötchenförmiger Begrenzung als Malpighi'sches Körperchen oder Follikel erscheint. Dieses Gebilde gleicht in seinem Bau und seinem functionellen Verhalten völlig dem Keimlager eines Lymphknotens; nur dass die aus ihm hervorgehenden Leukocyten direct in die Blutbahn einwandern.

Aehnlich, wie bei den Lymphdrüsen, kommt eine pathologische Steigerung der Auswanderung selbst bis zur Erschöpfung der Follikel vor, so beim pulpösen Milztumor, besonders bei Typhus abdominalis. Vermehrte Wucherung mit Auftreten von Keimcentren sah ich bei follikulären Milzschwellungen, besonders Diphtherie. Mächtige ungeordnete Wucherung der Lmphocyten mit Durchsetzung der Pulparäume bei acuter Leukaemie.

Das rothe Knochenmark bildet das schwierigste Object der blutbereitenden Organe. Es lässt sich indess wohl mit den Lymphknoten vergleichen. Den Keimcentrumszellen analog stehen die Markzellen. Sie sind jenen ähnlich gebaut, haben aber grössere Zellleiber. Basophile Granula kommen auch vor, vorwiegend aber neutrophile (ε) Ehrlich's. Die kernhaltigen rothen Blutkörperchen (Erythroblasten) zeigen im normalen rothen Knochenmark keine Mitosen. Diese gehören ausschliesslich den Markzellen an. Ich schliesse mich darnach den Autoren an, die die Vermehrung der Erythroblasten aus haemoglobinfreien Vorformen vertreten. Dem entspricht auch die Anordnung. Um die Anfänge der kleinen Venen, die als die Secretionsbahn des Knochenmarks aufzufassen sind, liegen Inselchen von Erythroblasten, die sich nach innen allmählich in die Markzellenlager verlieren. Die Markzellen stellen hier also die theilungsreifen Zellen (H. F. Müller) dar. Ihre Tochterzellen wandeln sich in haemoglobinhaltige Zellen um. Letztere wieder machen die Metamorphosen in die kernlose Form in der Weise durch, wie dies neuerdings von A. Pappenheim und O. Israel trefflich dargestellt ist. Für eine eigentliche Leukocytenproduction von Seiten des Knochenmarkes finde ich in den Schnittpraeparaten keinen positiven Anhalt. In Frage kämen besonders die eosinophilen Zellen, die sich reichlichst in manchen Praeparaten zeigen. Ihre Anordnung ist aber eine durchaus regellose, vor Allem fehlen sie in den Venenanfängen, so dass sie wohl nur eine locale Bedeutung besitzen. Sie gleichen in der Grösse bald Markzellen, bald Erythroblasten. Trotz vieler Gegengründe ist man doch stets verführt, sie mit der Bildung des Blutfarbstoffes in Beziehung zu bringen. Wenn auch Ehrlich den schlagenden Beweis geführt hat, dass die eosinophilen Granula mit Haemoglobin nicht identisch sind, ist doch nicht ausgeschlossen, dass es sich um ein Vorstadium, ein abortives oder ein Zersetzungsproduct dieses Körpers handelt. Jedenfalls sind solche Vermuthungen gestattet, so lange über ihre Function nichts Gegentheiliges erkannt ist, zumal auch H. F. Müller der Ansicht ist, dass die eosinophilen Zellen des Knochenmarkes mit denen des normalen circulirenden Blutes nicht identisch sind.

Pathologische Wucherungszustände habe ich bei perniciösen Anaemieen und acuter Leukaemie studirt. Eine chronische Leukaemie hatte ich noch nicht zur Verfügung. Die Bilder sind einförmiger als bei den Lymphknoten. Man kann vor Allem Unregelmässigkeiten in der Vertheilung der Formen feststellen, derart, dass sich Markzellen und Erythroblasten ohne deutliche

Anordnung vermischen. Gelegentlich treten Mitosen der Erythroblasten in Beobachtung. Mitosen der Markzellen und eosinophilen Zellen finden sich im pathologischen rothen und lymphomatösen Mark stets reichlichst. Bei einem Leukaemiefall fehlten stellenweise Erythroblasten gänzlich, während auch kleinere haemoglobinfreie Formen, die den Lymphocyten ähneln, auftreten; und andererseits die theilungsreifen Zellen kleinere Formen als im normalen Mark annehmen. Obgleich die letzteren Bilder mit den Blutbefunden wohl übereinstimmen, ist ihre Deutung doch nicht leicht. Es fragt sich, ob hier metastatische Lymphome oder Metaplasien des Knochenmarkes vorliegen. Letztere Auffassung stimmte mit den Anschauungen H. F. Müller's, die er in einer früheren Arbeit ausgesprochen, später aber anscheinend wieder verlassen hat, überein, dass nämlich die Markzellen mit den theilungsreifen Zellen der Lymphknoten identisch sind. Auch ich muss jedenfalls die grosse Aehnlichkeit beider Zellarten hervorheben, aber will mich eines abschliessenden Urtheiles enthalten. Hervorzuheben ist, dass die Markzellen, wo sie pathologisch in die Blutbahn eintreten, bisweilen aber auch im Knochenmark Kerneinschnürungen zeigen können, durch die sie den lymphogenen Leukocyten sehr ähnlich werden, aber durch geringeren Chromatingehalt und hervorragende Grösse ausgezeichnet bleiben. Dass sie aber auch in der Norm als Stammform der neutrophilen Leukocyten anzusehen wären, worauf Ehrlich's Beobachtungen allerdings hinweisen, wird durch meine Praeparate nicht gerade bestätigt. Ich glaube auch in dieser Beziehung mit H. F. Müller übereinzustimmen.

IX. Sitzung am 21. Februar 1896.

Vorsitzender: Hr. E. du Bois-Reymond.
Schriftführer: Hr. N. Zuntz.

1. Hr. J. Frentzel demonstrirt von ihm mit Hülfe der Röntgen-Strahlen angefertigte Photographien. Er hat, statt der bisher benutzten Platten, Bromsilberpapier von Dr. Hesekiel verwendet, dessen Durchlässigkeit für die Strahlen es gestattet, ein Dutzend und mehr Blätter übereinander gleichzeitig zu exponiren und dann die Bilder ohne Weiteres auf dem Papier zu fixiren.

2. Hr. Benda giebt einen Nachtrag zu seinem in der vorigen Sitzung gehaltenen Vortrage, der dem vorstehenden Bericht eingefügt ist.

3. Hr. P. Schulz hält den angekündigten Vortrag: Ueber den Einfluss der Temperatur auf die Leistungsfähigkeit der längsgestreiften (glatten) Musculatur der Wirbelthiere.

X. Sitzung am 6. März 1896.

Vorsitzender: Hr. E. du Bois-Reymond.
Schriftführer: Hr. N. Zuntz.

1. Der Schriftführer verliest folgende Mittheilung der HH. Leon Asher und Fritz Lüscher (Bern): Ueber die elektrischen Vorgänge im Oesophagus während des Schluckactes.

Die Frage nach den elektrischen Veränderungen, welche während der Thätigkeit im Muskel auftreten, ist seit den Tagen, da E. Du Bois-Reymond die Physiologie durch die Kenntniss von der negativen Schwankung des Ruhestromes bereichert hat, ein Lieblingsgegenstand der Forschung geworden. Besondere Bemühungen wurden der Erforschung jener Vorgänge bei der willkürlichen und der reflectorischen Muskelaction zugewandt. Das leicht begreifliche Interesse hieran ist um so grösser, als man den secundären Tetanus zwar sehr deutlich vom künstlich gereizten Muskel erhält, aber nicht vom reflectorisch oder willkürlich gereizten. Zwar hegt Niemand deshalb den leisesten Zweifel, dass auch in letzterem Falle Potentialänderungen discontinuirlicher Art vorkommen. Zudem hat Wedensky im willkürlich zuckenden Muskel den elektrischen Muskelton gehört. Aber so wenig einer, der von der Ferne den Kanonendonner der Schlacht hat rollen hören, als ein Zeuge für die Ereignisse in derselben gelten kann, so wenig kann jener an und für sich vollgültige Beweis als eine befriedigende Auskunft angenommen werden. Die elektrischen Vorgänge dem Auge sichtbar zu machen, womöglich graphisch sichtbar zu machen, wie es bis jetzt von physiologischen Muskelbewegungen allein beim Herzen gelungen ist, bleibt das dringlichste Verlangen.

Wir haben auf Vorschlag von Hrn. Prof. Kronecker versucht, die elektrischen Vorgänge, die sich beim Schluckacte abspielen, zu Gesicht zu bekommen. Dem Schluckacte, der durch die Forschungen Kronecker's und seiner Schüler wohl zu den best erkannten und am sichersten zu beherrschenden Reflexvorgängen gehört, wandten wir uns aus mehrfachen Gründen zu. An dieser Stelle wollen wir nur folgende nennen: Der Schluckact ist ein reiner Reflex und in seinem Verlaufe vom Willen völlig unabhängig. Er wird durch Reiz eines sensiblen Nerven in gesetzmässiger, normaler Weise ausgelöst. Die zeitlichen Verhältnisse desselben liessen die Hoffnung nicht unberechtigt erscheinen, dass die elektrischen Veränderungen sich vielleicht weniger schwer als an anderen Orten beobachten lassen würden. Eine besondere Förderung unseres Unternehmens glaubten wir in der von dem einen von uns (Fr. Lüscher) entdeckten und von demselben auf dem III. internationalen Physiologencongresse demonstrirten, wichtigen Thatsache zu erblicken, dass der N. recurrens einerseits motorische Fasern für die einzelnen Abschnitte des Oesophagus mit sich führt, andererseits Fasern enthält, deren Reizung reflectorisch den Schluckact auslöst. Der Oesophagus konnte uns daher sowohl als ein reflectorisch thätiger Muskel, wie auch als Nervmuskelpraeparat gleicher Art wie der herkömmliche Froschschenkel dienen.

Wir bedienten uns des Capillarelektrometers in der Form, welche demselben v. Uexküll in Kühne's Laboratorium gegeben, hat. Unser Versuchsthier war das Kaninchen, dessen Oesophagus animalische Contractionen besitzt. Zunächst leiteten wir mit unpolarisirbaren Elektroden vom Halstheile des Oesophagus ab und lösten den Schluckact durch Tetanisiren des N. laryngeus sup. aus. Der Erfolg der Reizung dieses Nerven ist bekannt: Der erste Schluckact, von dem Mylohyoideus und Hyoglossus verursacht, äussert sich in Hebung des Kehlkopfs; der Oesophagus erleidet dabei einen passiven Zug. Darauf sieht man am freigelegten Oesophagus die Contraction desselben, die Welle, ablaufen. Eine ganze Reihe von Schwierigkeiten hemmte anfänglich ganz erheblich unser Unternehmen. Wir beschränken uns in dieser vorläufigen Mittheilung auf eine Besprechung derjenigen Punkte, die bei der Anordnung unserer elektrischen Apparate in Betracht kamen. Thonstiefel- und Pinselelektroden konnten wir nicht verwenden, da wir uns nicht vor der Gefahr der Abhebung zu sichern wussten. Darauf schlangen wir um den Oesophagus Seilelektroden. Nothwendiger Weise mussten die Elektroden vor dem Hereinbrechen der Ströme der benachbarten Muskeln, sowie vor Kurzschluss durch anliegendes Gewebe geschützt werden. Unsere anfänglichen Vorrichtungen bedingten immerhin Eingriffe am Oesophagus, die derselbe offenbar nicht vertrug; denn darnach konnte der Schluck zwar ausgeführt werden, die Welle blieb aber aus oder war unmerklich. Alle diese Schwierigkeiten gelang es zu überwinden als wir uns eine Art „Schürzenelektroden“ verfertigten, Seilelektroden, mit einer schmalen Gummischürze. Doch führte die Beseitigung dieser Fehlerquellen noch nicht zum gewünschten Ziele. Zahlreiche Versuche und allmähliche Uebung im Deuten der Bewegungen des Capillarelektrometers lehrten uns mit ziemlicher Sicherheit anzugeben, was auf Rechnung eines passiven Zuges und was auf Rechnung einer activen Contraction zu setzen sei. Die Beobachtung geschah immer so, dass der eine von uns die Vorgänge am Thiere, der andere die Bewegungen des Meniscus betrachtete. Aber die Ausschläge des Elektrometers waren so geringfügig, dass wir an eine Photographie derselben gar nicht denken durften; ja es war schwer, einen nur gelegentlichen Beobachter zu überzeugen, dass die sehr kleinen Verschiebungen nicht von anderen Zufälligkeiten herrührten. Dasselbe Capillarelektrometer gab mit denselben Elektroden mit dem Froschherzen verbunden Ausschläge über das halbe oder gar ganze Gesichtsfeld (bei Anwendung von Leitz Obj. 4). Aus Gründen, auf die wir hier nicht näher eingehen wollen, musste daher unser unbefriedigendes Ergebniss an den Verhältnissen des thierischen Gebildes liegen. Versuchsweise und nur ungern verwandten wir dann Nadelelektroden, von denen wir sofort wieder absehen mussten, da die sprunghaft wechselnden Polarisationswirkungen durch Du Bois-Reymond's runden Compensator nicht auszugleichen waren.

Als wir anstatt der Nähnadeln feine Neusilbernadeln in Häkchenform als Elektroden verwendeten, wollte es dieser glückliche Zufall, dass unsere schon sehr herabgestimmten Erwartungen übertroffen wurden. Die Polarisirbarkeit derselben erwies sich als sehr gering. Es machte kaum einen Unterschied, ob wir z. B. das Froschherz mit diesen Häkchen oder mit unpolarisirbaren Pinselelektroden nach dem Elektrometer ableiteten. Die Erscheinungen, die wir seit Benutzung dieser Elektroden zu Gesicht bekamen, waren überaus deutlich und liessen keinen Zweifel über ihre Natur entstehen. Einige Vorsichtsmaassregeln, deren Beschreibung wir künftiger, ausführlicher Mittheilung vorbehalten, waren allerdings nicht ausser Acht zu lassen. Dem passiven Zuge des Oesophagus entsprach jetzt nur ein geringer Ausschlag, dagegen trat stets, wenn eine schöne Welle im Oesophagus ablief, eine Bewegung des Meniscus ein, die um ein vielfaches grösser war als die voraufgegangene. Zerrungen am abgeleiteten Stücke riefen niemals so grosse Bewegungen hervor wie die activen Contractionen. Der am Capillarelektrometer Ablesende gab mit aller Sicherheit an, was der Beobachter sah. Um den Dingen noch grössere Anschaulichkeit zu verleihen, haben wir mit Hülfe einer lichtstarken Projectionslampe ein sehr vergrössertes Bild der Quecksilbersäule auf eine Skala projicirt. Um den Stand des Meniscus zu beherrschen, haben wir öfters den Compensator benutzt, bedurften desselben jedoch nicht immer. An einem besonders günstigen Tage entsprachen dem passiven Zuge z. B. je 10 Skalentheile, der Welle aber je 30, 40, 50 Skalentheile und mehr. Nicht allein der durch Laryngeusreizung ausgelöste Schluckact that sich auf diese Weise kund, sondern auch die durch Willkür des Kaninchens ausgelöste Schluckwelle. Es kommt vor, dass der Welle mehrfache „Züge" vorausgehen und dann erst die Welle abläuft: dieses Verhalten wird vom Ableser des Projectionsbildes stets richtig angegeben. Was bisher nur beim Herzen geschehen konnte — die mittelbare Beobachtung seiner Thätigkeit im Capillarelektrometer —, darf jetzt auch für den Schluckact als möglich bezeichnet werden.

Bei besonders kräftigen Wellen und, wie es scheint, beim unermüdeten Thiere, geht die Bewegung des Meniscus der Contraction des Oesophagus stets voraus. Es scheint, dass der Ermüdungszustand sich früher im elektrischen Verhalten offenbart als im mechanischen. Denn bei länger dauernden Versuchen nimmt zuerst die Grösse der Bewegung des Quecksilbermeniscus ab. Unsere Versuche sind noch nicht zahlreich genug, um diese Erscheinung eine gesetzmässige nennen zu dürfen.

Die nähere Analyse der im Capillarelektrometer beobachteten Potentialschwankungen beschäftigt uns noch. Wir erwarten von der photographischen Aufzeichnung Aufschluss über die Richtung der Ströme und deren zeitliche Verhältnisse. Die Erscheinungen, soweit sie dem blossen Auge sich darbieten, sind so verwickelt, dass bestimmtere Aussagen uns verfrüht erscheinen. In solchen Fällen, wo das Thier unermüdet, die Welle kräftig und die obere Elektrode (d. h. die dem Kopfe näher gelegene) mit der Schwefelsäure im Gefässe des Capillarelektrometers verbunden war, beobachteten wir in der überwiegenden Mehrzahl eine Bewegung des Meniscus gegen die Schwefelsäure, d. h. die obere Ableitungsstelle war negativ gegen die untere. Wenn, wie es sehr häufig geschah, die durch den passiven Zug hervorgerufene Bewegung der Schluckschwankung entgegen gerichtet war, so hob sich der active Antheil des Vorganges um so bestimmter und klarer von dem ersteren ab. Doch sahen wir auch bei der Welle nicht selten die untere Ableitungsstelle negativ werden. Von der Lage der Elektroden hängt dieser Wechsel nicht ab, sondern vermuthlich von der Beschaffenheit der Contraction an den beiden Ableitungsstellen. In dem Falle, wo zunächst die obere Stelle negativ gegen die untere war, hätte man erwarten sollen, dass die zweite Phase des Vorganges, das Negativwerden der unteren Stelle, sich gleichfalls kund thuen würde. Thatsächlich sahen wir auch einige Male, dass die Bewegung des Meniscus keine einfache war. Aber auch hier wollen wir lieber vorläufig der unmittelbaren Beobachtung misstrauen, als bestimmtere

Angaben machen. Stets sahen wir, dass die Rückkehr des Meniscus in die Ruhelage eine viel langsamere war als der Ausschlag. Wir glauben, dass hierbei sowohl physikalische Eigenschaften des Elektrometers wie auch physiologische Gründe mit im Spiele sind. Der graphischen Darstellung sei auch ferner der Entscheid übertragen, ob die Bewegung des Oesophagus als Zuckung oder als Tetanus zu deuten sei. Wie zu erwarten war, giebt die Welle weder secundäre Zuckung noch secundären Tetanus.

Wir möchten zum Schlusse noch darauf hinweisen, dass zur feineren Analyse der elektrischen Vorgänge im Oesophagus Kenntniss der Nervenvertheilung in demselben als eine nothwendige Vorbedingung zu bezeichnen ist, deren Erfüllung jedenfalls den Einblick wesentlich erleichtern wird.

Wir hoffen der Thatsache, dass der Schluckact im Oesophagus auch durch elektrische Vorgänge, die im Capillarelektrometer beobachtet werden, sich kund thut, in nicht allzu langer Zeit weitere Mittheilungen folgen zu lassen.

2. Hr. Dr. Max Rothmann (als Gast) hält den angekündigten Vortrag: Ueber die secundäre Degeneration der Pyramidenbahn nach einseitiger Exstirpation der Extremitätencentren der Hirnrinde.

Bei Hirnapoplexien wird neben der typischen Hemiplegie der gekreuzten Körperhälfte mitunter auch eine leichte Affection der Extremitäten der angeblich gesunden Seite beobachtet (Westphal, Déjerine, Brissaud, Pitres, Dignat). Es gelang zuerst Pitres, in solchen Fällen neben der starken Degeneration der gekreuzten Py. S. eine schwächere der gleichseitigen Py. S. nachzuweisen; er nahm an, dass jede Pyramide zu beiden Py. S. Fasern sende. Pitres und Franck wiesen dann 1880 auch experimentell beim Hunde nach, dass auf einseitige Exstirpation der Centren der Hirnrinde doppelseitige Py. S. Degeneration folgen kann. Dieser Befund wurde weiterhin von zahlreichen Forschern bei Hunden und Affen, wenn auch nicht regelmässig, so doch häufig erhoben, jedoch sehr verschieden zu erklären versucht.

Die gegebenen Erklärungsversuche lassen sich in 3 Hauptgruppen zusammenfassen:

I. Aus jeder Pyramide zieht zwar der grösste Theil der Pyramidenfasern in die gekreuzte Py. S., jedoch biegen einige Fasern auch direct in die gleichseitige Py. S. um (Pitres, Muratoff, Mott, Sherrington, Déjerine und Thomas).

II. Die degenerirten Fasern der gleichseitigen Py. S. stammen aus der gekreuzten Pyramide, indem diese selbst geringe Degeneration zeigt (Sherrington), oder, indem die bis zur Pyramidenkreuzung intacten Fasern hier von dem auf sie überspringenden Entzündungsreiz der degenerirten Fasern der anderen Seite geschädigt werden (Hallopeau).

III. Die degenerirten Fasern gelangen erst im Rückenmark aus der gekreuzten in die gleichseitige Py. S.

a) durch Vermittelung der vorderen weissen Commissur (Charcot und neuerdings Déjerine und Thomas).

b) indem sie im Rückenmark in verschiedenen Höhen die graue Substanz ohne Vermittelung von Ganglienzellen durchkreuzen (Sherrington, Unverricht und seine Schüler Kusick und Vierhuff).

c) durch tertiäre Degeneration, indem die graue Substanz beider Rückenmarkshälften afficirt wird, und von hier aus die Degeneration der gleichseitigen Py. S. zu Stande kommt (Langley?).

Sandmeyer endlich enthält sich jeder Erklärung, während Fürstner und Knoblauch beim Hunde zu einem negativen Ergebniss gelangen.

Die neuesten, mit der Marchi'schen Methode gemachten Arbeiten gelangen sämmtlich zu der unter No. I gegebenen Erklärung, dass die Hirnrindencentren jeder Seite mit beiden Rückenmarkshälften direct in Verbindung stehen.

Verf. hat seine Untersuchungen in dem Laboratorium von Hrn. Prof. H. Munk an einem Thiermaterial von 11 Hunden und 2 Affen angestellt. Sämmtlichen Thieren wurden auf der linken Seite die Rindencentren für vordere und hintere Extremität total, jedoch ohne Verletzung benachbarter Theile, entfernt. Die Hunde blieben 9 Tage, 2, 3, 4 Wochen, 2, $5^1/_2$, $6^1/_2$, 8 Monate und $2^3/_4$ Jahre am Leben, die Affen 4 Monate und $1^1/_4$ Jahr. Die Untersuchung der Medulla oblongata, des Rückenmarks und vor allem der Pyramidenkreuzung in Serienschnitten ergab in allen frischen mit der Marchi'schen Methode untersuchten Fällen (9 Tage bis 4 Wochen) eine schwache Degeneration der gleichseitigen Py. S. von der Pyramidenkreuzung bis zum Dorsal- oder oberen Lumbarmark neben starker Degeneration der gekreuzten Py. S. In allen älteren Fällen dagegen, die theils mit der Marchi'schen Methode, theils mit der Weigert'schen und van Guison'schen Färbung behandelt wurden, war die gleichseitige Py. S. völlig intact. Da nun auch in den Fällen mit doppelseitiger Py. S. die gekreuzte Pyramide völlig normal war, und aus der degenerirten Pyramide keine degenerirten Fasern direct in die gleichseitige Py. S. sich verfolgen liessen, so kommt der Vortragende zu der Anschauung, dass die degenerirten Fasern der gleichseitigen Py. S. von der gekreuzten intacten Pyramide stammen und erst in der Pyramidenkreuzung durch Druck von den erkrankten Pyramidenfasern der anderen Seite zur Degeneration gebracht werden. In einigen Fällen ist es auch gelungen, wie an Zeichnungen und Praeparaten demonstrirt wird, eine schiefwinklige Kreuzung der zu den beiden Py. S. ziehenden degenerirten Fasern mit einander nachzuweisen. Der Druck kommt zu Stande, indem die Nervenfasern im ersten Stadium der Degeneration durch Quellung des Marks eine Volumenvermehrung erfahren und so bei enger Verpflechtung mit anderen Fasern die letzteren comprimiren müssen. Geht im weiteren Vorschreiten der Degeneration die Volumenvermehrung der Nervenfasern in Atrophie über, so fällt die Compression fort, und die gedrückten, in der gleichseitigen Py. S. verlaufenden Fasern können sich regeneriren.

Dieses Princip der Compression, das wahrscheinlich bei der Ausbildung der Degenerationen auch in der menschlichen Pathologie des Centralnervensystems eine grössere Rolle spielt, sucht Vortragender in weiterer Ausführung auf das Chiasma nervorum opticorum zu übertragen. Dasselbe ist geeignet, Widersprüche zwischen Gudden einerseits und Singer und

Münzer andererseits in Betreff der Degeneration im gleichseitigen Tractus opticus nach Enucleation eines Bulbus befriedigend zu erklären.

Zum Schluss geht Vortragender auf abnorme degenerirte Faserbündel ein, die in drei der frischen Fälle von der degenerirten Pyramide in die Interolivarschicht und die untere Olive der anderen Seite sich verfolgen lassen, und die als Fibrae arcuatae externae aufzufassen sind, welche gleichfalls durch Druck zur Degeneration gebracht sind. Auch in die Pyramide der anderen Seite ziehen einige transversal verlaufende degenerirte Fasern. Endlich ist in einem der Fälle ein anomaler Verlauf einiger degenerirter Fasern in der Pyramidenkreuzung zu constatiren, die statt ventral erst dorsal vom Centralcanal zur Py. S. der anderen Seite herüberkreuzen.

(Der Vortrag erscheint demnächst in ausführlicherer Form im „Neurologischen Centralblatt").

3. Hr. N. Zuntz hält den angekündigten Vortrag: Ueber Prüfung des Gesetzes von der Erhaltung der Energie im Thierkörper. Bemerkungen zu den bezüglichen Versuchen des Hrn. Chauveau (Paris).

Ich habe an dieser Stelle bereits mehrfach über Versuche berichtet, welche Aufschluss über die Beziehungen zwischen Muskelthätigkeit und Stoffverbrauch lieferten. Zunächst hatte ich in Gemeinschaft mit den HH. Lehmann und Hagemann derartige Versuchsreihen am Pferde, später mit Hrn. Katzenstein und dann mit Hrn. Schumburg am Menschen gemacht. Ich verfüge ausserdem über eine grössere, noch nicht publicirte Versuchsreihe am Hunde.

In allen diesen Versuchen hat sich ein sehr constantes Verhältniss zwischen Stoffverbrauch und Muskelleistung herausgestellt. Wenn man zunächst die Grösse des Verbrauchs bei horizontalem Marsche ermittelt hat, und dann die Bahn derartig neigt, dass das Versuchs-Individuum eine mässige Steigung auszuführen hat, wobei es eine aus seinem Gewicht und der erstiegenen Höhe genau zu berechnende Mehrarbeit leistet, ohne dass andere, als die beim horizontalen Schritt bereits beanspruchten Muskeln in Thätigkeit treten, so lässt sich der Sauerstoffverbrauch und die Kohlensäureausscheidung für die Arbeitseinheit genau ermitteln. Wenn man dann hieraus nach bekannten Principien das calorische Aequivalent der umgesetzten Nährstoffe berechnet, findet man in allen Fällen einen nur sehr wenig verschiedenen Werth; im Mittel der neuesten noch nicht publicirten, mit Hagemann ausgeführten Versuche am Pferde fanden wir für 1^{kgm} geleistete Arbeit einen Energieumsatz im Betrage von $6 \cdot 6727$ Cal. $= 2 \cdot 836^{\text{kgm}}$.

Sehr verschieden hiervon lautet das Ergebniss, welches Ch. in einer in den Comptes rendus vom Januar 1896 veröffentlichten Untersuchung gefunden hat. Er giebt an, dass, wenn man alle Nebenausgaben für Fixation der Last, für gesteigerte Herz- und Athemarbeit, ferner für Bildung des eigentlichen Muskelnährstoffes (Zucker) aus den anderen Nährstoffen in Abrechnung bringt, die ganze übrig bleibende Energie als nutzbare Arbeit zu Tage tritt. Er ging bei diesen Versuchen von folgender Ueberlegung aus: Wenn ich durch Contraction des Musc. biceps mit der Hand eine Last hebe, so hat der Muskel zunächst, um in jeder Lage, welche die Hand successive einnimmt, das Fallen des Gewichts zu verhindern, eine gewisse Spannung anzunehmen, zu deren Erzeugung chemische Energie nöthig ist, welche natürlich ganz und gar in Wärme umgesetzt wird. Dazu kommt eine zweite Leistung, durch welche der gespannte Muskel die Last der Schwere entgegen bewegt. Wenn man dieselbe Last in gleichem Tempo mit der Hand aus der erreichten Stellung wieder in die ursprüngliche zurück abwärts bewegt, ist der Aufwand an Muskelspannung derselbe, dagegen braucht der Muskel die vorher für Hebung aufgewendete Arbeit nicht zu leisten, und ausserdem leistet die Schwere am Muskel eine Arbeit, deren Betrag der vorher von ihm zur Hebung geleisteten gleich ist. In Folge dessen wird beim Senken des Gewichts gegenüber dem Heben, nach Chauveau's Ansicht, eine Energiemenge gespart, welche gleich ist der doppelten Arbeit des Hebens.

Zur praktischen Ausführung des Versuches bedient sich Chauveau statt der schwachen Vorderarmbeuger der Streckmuskeln des Schenkels, durch welche er die Last des Körpers eine Treppe hinaufheben lässt. Er führt darauf, indem er ebenso wie beim Treppeaufsteigen immer nur ein Bein zum Tragen der Last des Körpers verwendet, rückwärts gehend die Abwärtsbewegung aus. Hierbei hat sich herausgestellt, dass das mechanische Aequivalent des im ersten Fall mehr als im zweiten gebrauchten Nährstoffes gerade den doppelten Werth der geleisteten Arbeit repräsentirt. Es würden also in diesem Falle umgesetzte chemische Energie und daraus resultirende Arbeit einander äquivalent sein oder mit anderen Worten, es wäre Chauveau gelungen, wie er sich ausdrückt, das Aequivalentgesetz für die Arbeiten, welche ihre Quelle in der Activität der Gewebe des thierischen Organismus haben, nachzuweisen.

Ich glaube nicht, dass die von Chauveau aus seinen Versuchen gezogenen theoretischen Folgerungen berechtigt sind. Es sind zunächst erhebliche Bedenken gegen die Rechnungsart, welche er angewendet hat, zu erheben. Die mechanische Grundlage derselben hat bereits Fick in einem in Pflüger's Archiv Band 51, S. 541, veröffentlichten Aufsatze einer Experimentalkritik unterzogen und ist dabei wenigstens für den Froschmuskel zu dem Schluss gekommen, dass der einer bestimmten mittleren Spannung entsprechende Energieumsatz nicht derselbe ist, wenn das Maximum der Verkürzung das eine Mal am Anfang, das andere Mal am Ende der Contraction liegt.

Weiterhin ist gegen die Art, wie Chauveau den Energieumsatz im Muskel berechnet, mehreres einzuwenden. Er nimmt auf Grund seiner früheren Versuche, in welchen er, durch Untersuchung des aus dem thätigen Muskel hervorströmenden Blutes, festgestellt hatte, dass dieses Blut einen erheblichen Verlust an Zucker erleidet, an, nur der Zucker könne als Quelle der Muskelkraft dienen. Es ist aber in dem erwähnten Versuche Chauveau's die Uebereinstimmung zwischen verbrauchtem Zucker einerseits und verbrauchtem Sauerstoff beziehungsweise gebildeter Kohlensäure andererseits keineswegs so gross, um diesen Schluss rechtfertigen zu können. Seegen, der bekanntlich die gleiche Anschauung, wie Chauveau über die Quelle der Muskelkraft hat, und der auf Grund seiner Zuckerbestimmungen im zu- und abführenden Leberblute die Lehre aufgestellt hat, dass fast der gesammte, im Körper umgesetzte Nährstoff vor seiner endgültigen Oxydation in der Leber in Zucker übergeführt werde, hat dennoch die Beweiskraft der für seine Anschauung so sehr günstigen Versuche Chauveau's nicht anerkennen können. Eine ältere Versuchsreihe von mir und Dr. Loeb, von welcher ich Ihnen in der Sitzung vom 22. Juni 1894 kurz Mittheilung gemacht habe, spricht ganz direct gegen die Hypothese von Chauveau. Wenn nämlich das Fett, ehe es der Muskelthätigkeit dienen kann, erst in Zucker umgewandelt werden müsste, würde bei dieser Umwandlung ein erheblicher Theil der chemischen Spannkraft des Fettes in Wärme übergehen. Diese Wärme käme natürlich der Muskelthätigkeit nicht zu gute, und es müsste deshalb, wenn dem Thierkörper nur Fett zur Verfügung steht, dieselbe Muskelthätigkeit mit einem grösseren Aufwand an chemischer Energie ausgeführt werden, als bei genügender Gegenwart von Kohlehydraten. Wie gross dieser durch Chauveau's Hypothese geforderte Mehrverbrauch bei Fettnahrung ist, geht aus folgenden Zahlen hervor:

100^{grm} Fett = $76 \cdot 5^{\text{grm}}$ C, $11 \cdot 9^{\text{grm}}$ H, $11 \cdot 6^{\text{grm}}$ O = 942·3 Cal.
100^{grm} Zucker = $40 \cdot 0^{\text{grm}}$ C, $6 \cdot 7^{\text{grm}}$ H, $53 \cdot 3^{\text{grm}}$ O = 369·2 Cal.

Nimmt man nun mit Chauveau an, dass der ganze Wasserstoff des Fettes in das Zuckermolekül übergehe, dass so viel Sauerstoff wie nöthig durch Einathmung aufgenommen werde, und dass der überschüssige Kohlenstoff ebenfalls mit Hülfe von eingeathmetem Sauerstoff als Kohlensäure ausgeschieden werde, so ergiebt sich, dass aus Fett entstehen könne:

$180 \cdot 3^{\text{grm}}$ Z = $72 \cdot 12^{\text{grm}}$ C, $11 \cdot 9^{\text{grm}}$ H, $96 \cdot 10^{\text{grm}}$ O, 665 Cal.

Zur Oxydirung der überschüssigen $4 \cdot 38^{\text{grm}}$ C sind $35 \cdot 04^{\text{grm}}$ O nöthig.
Ferner zur Bildung des Zuckermolekuls . . . 84·50 „ „
Im Ganzen also $119 \cdot 54^{\text{grm}}$ O.

Das Verhältniss des Volumens der Athemgase (CO_2 und O) bei diesem Process ist

$$\frac{35 \cdot 04}{119 \cdot 54} = 0 \cdot 29$$ (Chauveau giebt 0·27 an).

Mit Hülfe dieses Quotienten berechnet Chauveau, welcher Antheil der Athemgase zur Oxydirung von Zucker und demgemäss nach seiner Hypothese allein zur Erzeugung von Muskelkraft gedient habe.

Von den 942·3 Cal. des Fettes würden bei diesem Process der Zuckerbildung 276·6 = 29·4 Procent für die Muskelthätigkeit verloren gehen.

Ein so bedeutender Mehraufwand von Energie müsste sich bei starker Muskelarbeit deutlich bemerkbar machen, wenn man die Ernährung des Versuchsthieres so einrichtet, dass es im einen Falle vorwiegend Kohlenhydrate, im anderen vorwiegend Fett zur Verfügung habe. Von einer derartigen Wirkung ist aber in meinen oben citirten Versuchen nichts zu bemerken. Im Mittel derselben fand ich vielmehr:

I. Bei ausschliessl. Eiweissernährung R. Q. = 0·78; Energieverbrauch per Meter Weg (bei starkem Bergaufsteigen) 2.58 Cal.
II. Vorwiegend Fettzersetzung R. Q. = 0·74; Energieverbrauch per Meter . . . . 2·43 „
III. Vorwiegend Fettzersetzung R. Q. = 0·71 (Kohlehydrate durch Phlorhizin möglichst vollständig beseitigt) . . . 2·71 „

IV. Viel Zucker beim eiweissreichgenährten Thier,
R. Q. = 0·83 . . . . 2·58 Cal.

V. Viel Zucker bei eiweissarmer Kost; R. Q. = 0·88 . . 2·63 „

Wenn wir für die einzelnen Ernährungsweisen die Mittel nehmen, haben wir:

Vorwiegend	Eiweiss . .	2·58 Cal.
„	Fett . . .	2·58 „
„	Zucker . .	2·60 „

Wenn Chauveau's Hypothese zu Recht bestände, hätte der Energieverbrauch, falls er 2·60 Cal. bei ausschliesslicher Kohlenhydratverwendung betragen hätte, auf 3·68 Cal. bei ausschliesslicher Fettzersetzung steigen müssen. Ein solcher Unterschied liegt wohl ausser der Grösse der Beobachtungsfehler in meinen obigen Versuchen. Ich kann also auf Grund derselben die Correctur, welche Chauveau mit Hülfe der R. Q. in seinen Respirationszahlen anbringt, nicht anerkennen.

Ich möchte übrigens an dieser Stelle nicht unerwähnt lassen, dass man eben in meinem Laboratorium damit beschäftigt ist, die so wichtigen Vertretungswerthe der Nährstoffe bei der Muskelarbeit durch neue Versuche am Menschen sicher zu stellen.

Ein zweites Bedenken richtet sich gegen den Abzug, welchen Chauveau für „autres travaux connexes“ macht. Er versteht darunter die in Begleitung der Muskelthätigkeit gesteigerte Herz- und Athemarbeit. Er macht dafür einen Abzug von 18 bis 21 Procent. Im Verein mit Hagemann habe ich in Versuchen, welche wir in den landwirthschaftlichen Jahrbüchern specieller veröffentlichen werden, den Stoffverbrauch für Herz- und Athemarbeit am Pferde gemessen.

Wir fanden für erstere im Mittel 4·02 Procent,
für letztere . . . . 7·18 „
im Ganzen 11·2 Procent.

der gleichzeitig für die Arbeit aufgewendeten Sauerstoffmenge. Beim Menschen dürfte zwar die Athemarbeit etwas mehr Stoff erfordern als beim Pferde, aber immerhin ist Chauveau's Correctur etwas hoch bemessen.

Die von Chauveau berechnete strenge Aequivalenz erleidet durch die mitgetheilten Bedenken schon eine erhebliche Einbusse. Immerhin ist die von ihm gefundene Verwerthung der Energie bei der Arbeit eine auffallend günstigere als in unseren Versuchen. Glücklicher Weise bin ich in der Lage, auf Grund von Versuchen, welche Hagemann und ich am bergab steigenden Pferde gemacht haben, die wahrscheinliche Ursache der Differenz aufzuklären. Wir fanden, dass das Pferd beim Bergabsteigen weniger Sauerstoff braucht als bei horizontalem Gange. Wenn man die Ersparniss mit der fördernden Wirkung der Schwere, letztere ausgedrückt in Kilogrammmetern in Beziehung bringt, so zeigt sich, dass die Schwerwirkung um so mehr Energie spart, je geringer die Neigung der Bahn ist. Wenn man die Ergebnisse der Versuche derart in ein Coordinatennetz einträgt, dass man die pro Kilogrammmeter Schwerwirkung ersparte Energie als Ordinate, die procentische Neigung der Bahn als Abscisse nimmt, so ordnen sich sämmtliche Versuche, wie beistehendes Diagramm zeigt, sehr annähernd in eine gerade Linie. Durch Ausgleichsrechnung, nach der Methode der kleinsten Quadrate, wurde die wahrscheinlichste Gleichung dieser Linie gefunden zu $y = 6 \cdot 2207 + 0 \cdot 06085\, x$. Aus dieser Gleichung ergiebt sich, dass bei minimalem Gefälle ein Kilogrammmeter 6·2207 Cal. erspart, während, wie wir oben gesehen haben, beim Steigen 1 ^{kgm} 6·6727 Cal. erfordert. Nur für den Grenzfall ist hier also die von Chauveau als allgemein gültig angenommene Regel bestätigt, dass 1 ^{kgm} negativer Arbeit annähernd ebenso viel Energie spart, wie 1 ^{kgm} positiver Arbeit verbraucht. Aber die ersparte bezw. verbrauchte chemische Energie ist pro Kilogrammeter nicht äquivalent 1 ^{kgm}, sondern

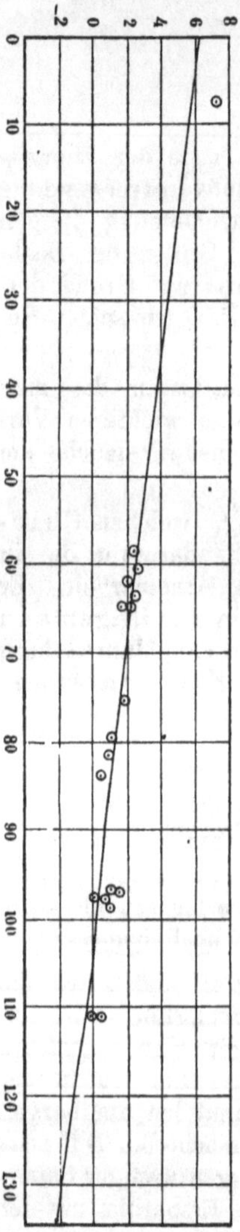

$$\frac{6 \cdot 2207 . 425}{1000} = 2 \cdot 644 \ ^{kgm}$$

während die im andern Fall verbrauchte

$$\frac{6 \cdot 6727 . 425}{1000} = 2 \cdot 8359 \ ^{kgm}$$

beträgt.

Da nun, wie wir sehen, mit wachsender Neigung der Bahn die Energieersparniss pro Kilogrammeter immer kleiner, bei einer Neigung von 104 auf 1000 = 0, und bei noch grösserer Neigung negativ wird, lässt sich sehr leicht die Neigung der Bahn berechnen, bei der man das von Chauveau als allgemeiu gültig angenommene Ergebniss erhält. Chauveau verlangt, dass bei Vergleichung gleich grosser negativer und positiver Arbeit die Differenz des Energieaufwandes pro Kilogrammeter 2 ^{kgm} betrage. Das ist bei unserem Pferde, welches für 1 ^{kgm} positiver Arbeit, 2·8359 ^{kgm} chemische Energie braucht, nur dann der Fall, wenn 1 ^{kgm} negativer Arbeit 0·8359 ^{kgm} mehr erfordert als die horizontale Bewegung. 0·8359 ^{kgm} entsprechen 1·967 Cal. Wir haben also in obige Gleichung einzusetzen $y = -1 \cdot 967$ und finden dann $x = 134 \cdot 5$; d. h. bei einem Gefälle von 134.5 ^{mm} pro Meter Weg ist der Unterschied des Verbrauches bei positiver und negativer Arbeit pro Kilogrammeter genau gleich dem chemischen Aequivalent von 2 ^{kgm}. Beim Menschen wird wohl die Neigung der Bahn, bei welcher die Differenz des Verbrauches bei positiver und negativer Arbeit dem doppelten Werthe der Arbeit gleich ist, eine andere sein.

Während aber Chauveau diese Beziehung für allgemein gültig erklärt und als einen Beweis für die Gültigkeit des Princips von der Erhaltung der Energie im Thierkörper betrachtet, konnten wir zeigen, dass dies Ergebniss nur unter ganz bestimmten Bedingungen eintritt und eine Folge der besonderen Arbeitsleistung, welche zur Hemmung des Gefälles bei stärkerem Bergabsteigen erforderlich wird, ist. Die früher von uns festgestellte Thatsache, dass nur $^1/_3$ der im Dienst der Muskelarbeit verbrauchten Energie als nutzbare Arbeit zu Tage tritt, bleibt nach wie vor bestehen. Die Leistungsfähigkeit des Muskels erscheint jedoch in noch etwas günstigerem Licht, wenn man, wie dies Chauveau versucht, einen Abzug für Herz und Athemarbeit macht. Gerade wegen des Interesses, das dieser Abzug bietet, haben Hagemann und ich, wie oben schon erwähnt, eine grosse Anzahl von Messungen der Herz und Athemarbeit beim Pferde ausgeführt, welche wir demnächst in den landwirthschaftlichen Jahrbüchern veröffentlichen werden. Auch wenn man diesen Arbeiten Rechnung trägt, wird die Ausnutzung der Energie im Muskel im günstigsten Falle 40 Procent kaum erreichen.

4. Hr. Rawitz sprach über einen beim Hunde beobachteten Fall von Taubheit verbunden mit unvollkommenem Albinismus (blaue Augen, weisse Haut). Die Hirnuntersuchung ergab bei diesem Thiere hochgradigen Schwund der von H. Munk als „Hörsphaere“ gekennzeichneten Region des Grosshirns.

XI. Sitzung am 20. März 1896.

Vorsitzender: Hr. E. du Bois-Reymond.
Schriftführer: Hr. H. Thierfelder.

1. Hr. René du Bois-Reymond hält den angekündigten Vortrag: Stieda's Theorie über die Homologie der Gliedmaassen.

2. Hr. S. Epstein hält den angekündigten Vortrag: Demonstration einiger neuer physiologischer Apparate. (Bericht und Abbildungen folgen später.)

3. Hr. G. H. F. Nuttall und Hr. H. Thierfelder: Weitere Untersuchungen über bakterienfreie Thiere (vorgetragen von Hrn. H. Thierfelder).

Im weiteren Verfolg unserer seiner Zeit an dieser Stelle (Jahrgang 1894—1895, Nr. 13, 14, 15) mitgetheilten Versuche über thierisches Leben ohne Anwesenheit von Bakterien im Verdauungscanal haben wir geprüft, ob auch die Verdauung vegetabilischer Nahrung ohne Mithülfe von Bakterien vor sich gehe, und ob der Harn bakterienfreier Thiere aromatische Substanzen enthalte. Als vegetabilisches Futter, welches neben Milch gegeben werden sollte, wählten wir Cakes. Dieselben enthalten über die Hälfte ihres Gewichtes Stärkemehl und nur sehr wenig Holzfaser. Die Cakes befanden sich, in einer mit luftdicht schliessendem Deckel versehenen Blechbüchse eingeschlossen, in dem Gummisack. Die Büchse liess sich von aussen durch den dünnen Gummi hindurch bequem öffnen, eines Theils ihres Inhaltes entledigen und wieder schliessen. Die Cakes blieben auf diese Weise während der Sterilisation und während des ganzen Versuches völlig trocken.

Von den fünf inzwischen ausgeführten Versuchen sind zwei vollständig gelungen. Die Anordnung war im Allgemeinen dieselbe wie sie früher beschrieben wurde. Die Meerschweinchen tranken und frassen sehr gut und waren ununterbrochen ganz trocken. Am Ende des zehnten Tages brachen wir beide Versuche ab. Das eine Thier hatte 710 grm Milch getrunken und (bezogen auf das Anfangsgewicht des gleich grossen Geschwister- [Control-] thieres) 23 grm zugenommen, das andere 422 grm bezw. 11 grm. Darminhalt, Milch und Excremente waren in beiden Versuchen ganz bakterienfrei.

Die vereinigten Harnmengen beider Thiere wurden auf aromatische Oxysäuren untersucht, welche nach Baumann auch dann noch im Harn erscheinen, wenn in Folge energischer Darmdesinfection sämmtliche anderen aromatischen Stoffe verschwunden sind. Es gelang uns, durch entsprechende Behandlung in geringer Menge eine Substanz zu isoliren, welche, in Wasser gelöst, die Reaction auf aromatische Oxysäuren (Rothfärbung beim gelinden Erwärmen mit Millon's Reagens) sehr scharf und deutlich gab.

Die Angabe von Baumann, dass die aromatischen Oxysäuren (oder vielleicht nur eine derselben) auch unabhängig von der Darmfäulniss entstehen, ist durch unsere Untersuchung in einer, wie uns scheint, einwandsfreien Weise bestätigt worden.

Die Geldmittel für diese Experimente, deren eingehende Beschreibung in der Zeitschrift für physiol. Chemie erfolgen wird, stellte die medicinische Facultät der Universität Berlin aus den Mitteln der Gräfin-Bose-Stiftung zur Verfügung.

Abgedruckt im „*Archiv für Physiologie*", herausgegeben von E. du Bois-Reymond.

Verlag von Veit & Comp. in Leipzig.

VERHANDLUNGEN

DER

PHYSIOLOGISCHEN GESELLSCHAFT

ZU BERLIN.

Jahrgang 1895—1896. №. 12. 13. 5. Juni 1896.

XII. Sitzung am 24. April 1896.

Vorsitzender: Hr. H. Munk.
Schriftführer: Hr. N. Zuntz.

1. Hr. Cowl hält den angekündigten Vortrag: Ueber Röntgen'sche Dichtigkeitsbilder mit Demonstration, nach Versuchen im hiesigen physiologischen Institut.

M. H.! Die Entdeckung einer uns ganz neuen Form von Energie, deren Strahlen in verschiedener Menge geradlinig durch alle Körper hindurchdringen, um dann kraft einer Verwandlung entweder in Licht auf fluorescirenden Schirmen oder in chemische Energie auf der photographischen Platte sich bildlich kund zu geben, bietet der Forschung ein Mittel, dessen Tragweite noch kaum zu übersehen ist.

Der Befund Röntgen's, gewonnen durch Entladung hochgespannter Elektricität in dem annähernd luftleeren Hittorf'schen Fluorescenzrohre, darf wohl in Anbetracht der erwähnten Eigenschaften dieser neuerkannten Energieform, sowie der früheren Versuchsergebnisse über Kathodenstrahlen seitens Goldstein, Hertz, Lenard, Hittorf, Crookes und Anderer, in erster Reihe zur Erweiterung unserer Kenntnisse im Gebiete der theoretischen Physik beitragen, doch hat zunächst, dank der Beihülfe namhafter Physiker, die klinische Medicin einen grösseren Nutzen davongetragen; denn, wie Röntgen selbst gezeigt hat, kann man durch die hervorragende Fähigkeit fester schwerer Körper, die Röntgen'schen X-Strahlen zu absorbiren, markante Schattenbilder lebender, mit Weichtheilen bedeckter Knochen auf einem mit Platinbariumcyanür belegten Schirme, sowie auf gewöhnlichen lichtempfindlichen Bromsilber-Gelatineplatten gewinnen.

In Verbindung hiermit hat der Nachweis, bezw. die Ortsbestimmung eingeheilter Fremdkörper, welche ebenfalls wegen ihrer grossen Dichtigkeit zum Vorschein kommen, zu der Beseitigung einer empfindlichen Lücke in der chirurgischen Praxis, namentlich in Betreff der Hand, geführt.

Die gegenseitige Lagerung der Knochen in lebenden Gebilden, welche Röntgen'sche Aufnahmen klarlegen, zeigt mit einem Male die grosse Bedeutung, welche diese Forschungsmethode für das Studium der Anatomie, der Physiologie und der Pathologie des Körpergerüstes und seiner einzelnen Theile *in vivo* haben muss.

Diese und auch andere Anwendungen des Röntgen'schen Verfahrens sind zwar schon in Angriff genommen, aber noch nicht praecisirt worden. Der Verschwommenheit und Undeutlichkeit vieler der bisher erzielten Bilder ist es wohl zuzuschreiben, dass weitgehende Aufschlüsse über Structur und Function, sowie über Veränderungen der darstellbaren Körpertheile im Organismus noch nicht haben gewonnen werden können.

Die Lösung solcher Aufgaben erscheint nur möglich unter ausdrücklicher Berücksichtigung der geometrischen Bedingungen schattenartiger Projection. Zwei solche Bedingungen möchten wir nun hervorheben.

Erstens, um scharfe Schattenbilder zu geben, müssen bekanntermaassen Strahlen, ob Licht, Elektricität oder X-Strahlen, von einer Quelle ausgehen, deren Durchmesser unbeträchtlich klein gegenüber dem des schattengebenden Objectes oder seiner darzustellenden Theile ist, falls Letztere nicht von verschwindend kleiner Dicke sind und unmittelbar auf der Projectionsfläche liegen, oder mit anderen Worten, es müssen Halbschatten vermieden werden. Als Beispiel solcher Wirkung dürfte der verwischende Einfluss von den durch die Breite der Sonnenoberfläche bedingten Halbschatten im Sonnenschattenbilde eines Objectes bezw. Gewebes dienen, sobald dasselbe auch nur in geringem Maasse von der Projectionsfläche entfernt wird.

Die bisher gangbaren Modelle des Hittorf-Röntgen'schen Entladungsrohres genügen dieser Bedingung nur zum Theile: denn die wirksamen Strahlen gehen von einer Oberfläche aus, welche beträchtliche Ausdehnung besitzt. Diese Ausstrahlungsfläche besteht entweder in einem Theil der Glaswand des Rohres oder in einem, in den Verlauf der Kathodenstrahlen eingeschobenen Stück Aluminiumblech.

Da nun jeder Punkt dieser Fläche X-Strahlen nach allen Richtungen aussendet, entstehen auf Platinbariumcyanürschirmen, hinter vorgehaltenen Gegenständen, Halbschatten, welche die Contouren der Objecte mehr oder weniger undeutlich machen.

Sie sehen, meine Herren, dass, wenn ich einen Finger in der verlängerten Hauptaxe der Kathodenstrahlen dicht an der Glaswand des einen oder des anderen der erwähnten Modelle halte und einen Platinbariumcyanürschirm dagegen bringe, die Umrisse des Fingers trotz der vollauf genügend hellen Fluorescenz am Schirme kaum wahrnehmbar sind, und dass ebenso verschwommen in Halbschatten die Phalanxknochen sich zeigen. Ganz Entsprechendes ereignet sich auch auf der vorgelegten photographischen Platte. Sobald letztere aber sammt dem aufgelegten Finger beträchtlich von dem Rohre entfernt wird, gewinnt man ein scharfes Bild vom Finger wie von dessen Knochen, doch trifft in diesem Falle wegen der weit grösseren Entfernung nur ein ganz kleiner Bruchtheil der erzeugten Strahlen auf die Platte.

Zweitens ist zu berücksichtigen, dass Röntgen'sche Schattenbilder nicht lothrechte Parallelprojectionen eines Gegenstandes, wie solche vermittelst Sonnenlichts zu gewinnen sind, sondern centrale Projectionen desselben darstellen, die bei einem genügenden Abstand von einer kleinen Strahlenquelle in Betreff ihrer Umrisse vollauf dem Bilde entsprechen, welches das

Auge bei derselben Entfernung von dem sichtbaren Objecte zu sehen bekommt.

Aus diesen beiden Bedingungen ist ersichtlich, dass, um recht scharfe Bilder zu geben, die Ausgangsfläche der X-Strahlen im Verhältniss zum abzubildenden Object möglichst klein bezw. entfert sein muss.

Mit den bisher hauptsächlich in Gebrauch befindlichen Röntgen'schen Röhren war für nicht sehr grosse Objecte ein solches Verhältniss zu erreichen durch Abblendung des ganz überwiegenden Theiles der Ausstrahlungsfläche oder durch grosse Entfernung des abzubildenden Objectes vom Entladungsrohr. Beides bedingt einen grossen Verlust an Energie, welcher mit Rücksicht auf die Aufnahme lebender, nicht immer ruhig zu haltender Objecte nur durch gewaltige Steigerung der elektrischen Ströme nebst entsprechenden Funkeninductoren u. a. m. auszugleichen ist.

In den Versuchen vermittelst des Röntgen'schen Verfahrens, worüber ich hier kurz berichten will, habe ich ein Modell des Entladungsrohres benutzt, welches alle wesentlichen Bedingungen für die vorliegenden Zwecke zu erfüllen schien. Dasselbe besteht aus einer Glashohlkugel mit zwei gleichen stark concaven Aluminiumelektroden an beiden Polen und einem Stück Platinblech in der Mitte der Kugel, welches um 45^0 zur Hauptaxe geneigt ist und ungefähr 10×15^{mm} misst. Dieses Modell ist schon früher von Hrn. Dr. Kaufmann, dessen Liebenswürdigkeit ich dasselbe verdanke, wie von Anderen benutzt worden.

Die Reihe von Röhren dieses Modells, welche für mich von der Firma C. Richter (Berlin, Thurmstrasse 4) in ganz ausgezeichneter Qualität und in dauerhaft luftleerem Zustande nach folgenden weiteren Angaben hergestellt wurden, hat mir ohne Ausnahme die besten Dienste geleistet.

Von der Erwägung ausgehend, dass Glas einen schwer durchlässigen Körper für X-Strahlen bildet, habe ich mit Rücksicht auf die grosse Haltbarkeit sehr dünnwandiger Glaskugeln solche von Anfang an benutzt und finde die Helligkeit der an denselben hervorgerufenen Fluorescenz im Vergleich mit derjenigen dickwandiger Exemplare ganz beträchtlich grösser. Einen unmittelbaren Beweis des Einflusses der Glasdicke auf die Menge der ausgehenden X-Strahlen führe ich Ihnen jetzt vermittelst eines Entladungsrohres vor, welches die Firma Richter auf meinen Wunsch dazu fertigstellen liess.

Wir sehen hier am vorgehaltenen Platinbariumcyanürschirm breite dunklere Streifen im hellen Felde der Fluorescenz, die bei genauerer Betrachtung der Kugel, betreffs ihrer Lage, in genauer Uebereinstimmung mit dickeren Streifen in der Glaswand zu constatiren sind.

An allen anderen der von mir geprüften Röhren dieses Modelles habe ich die Fluorescenz des vorgehaltenen Schirmes und die Dicke des Glases von vollkommener Gleichmässigkeit gefunden. Wir sehen auch an diesem zweiten Exemplar des kugelförmigen Rohres, dem ich Inductionsschläge nur mässiger Stärke zuführe, die eine Hälfte der Glaswand, scharf begrenzt durch die Ebene des Platinblechs, in heller, gelbgrünlicher, gleichmässig vertheilter Fluorescenz aufleuchten, während die andere Hälfte ausser einem bläulichen Schimmer im Innern dunkel bleibt; an dieser Seite, nahe der Anode, erscheinen etwas vergrössert die projicirten Umrisse des Platinstücks begrenzt durch einen schmalen Streifen heller Fluorescenz, welcher da breiter ist, wo der Rand des Platins sich weniger weit von der genauen Kugelmitte befindet.

Halte ich nun concentrisch mit der Kugelwand einen an und für sich gleichmässig fluorescirenden Schirm, so sehen wir, dass die von der einen Platinoberfläche radiär ausgehenden X-Strahlen eine vollkommen gleichmässig vertheilte Fluorescenz am Schirme hervorrufen. Ausgenommen sind hierbei diejenigen Stellen, wo das Glas verdickt ist oder nicht mehr concentrisch mit der Kugelwand verläuft. Schiebe ich einen Finger zwischen das Entladungsrohr und den Fluorescenzschirm, so kommen sowohl die Umrisse des Fingers, wie die seiner Knochen und zwar vollkommen scharf und deutlich zum Vorschein. Bei näherer Betrachtung zeigen sich sogar zwischen den Enden der Phalanxknochen Lücken, welche im Object mit dem für X-Strahlen sehr durchlässigem Gelenkknorpel ausgefüllt sind.

Hierdurch gewinnen wir ein Bild der Umrisse wie der gegenseitigen Lagerung der Knochen, wie es zu bekommen wäre, wenn man sie mit einer entsprechenden Sammellinse aus einer Entfernung vom halben Kugeldurchmesser, also von 50 ^{mm} ansähe. Bei einem Abstand hingegen von 250 ^{mm} zwischen dem Ausstrahlungskern des Entladungsrohres und der auf eine verhüllte Bromsilbergelatineplatte gelegten Hand erhält man ein Röntgen'sches Schattenbild der Handknochen, dessen Umrisse einem bei normaler Sehweite gesehenen Bild entsprechen.

Solche Bilder von einer ganzen Reihe Gegenständen, namentlich aber der Hand, habe ich mit dem oben beschriebenen Entladungsrohre aufgenommen und überreiche ich Ihnen dieselben zur näheren Ansicht. Es sind dies photographische Positive, welche von den vermittelst X-Strahlen gewonnenen Negativen ohne alle Retouche auf Chlorsilbercelloidinpapier abgedruckt worden sind, und zwar:

a) Die rechte Hand eines 11 jähr. Kindes (s. Figur, S. 55), in welcher die Epiphysen an sämmtlichen Langknochen, in Folge der grossen Durchlässigkeit des Knorpels für X-Strahlen, von den Diaphysen sowohl wie an den Gelenkflächen von einander durch bedeutende Lücken getrennt erscheinen; ferner ist die Spongiosa deutlich von der compacten Substanz im Bilde zu unterscheiden.

Obwohl es sich hier im grossen Ganzen rein um eine Wirkung der Masse der Knochensubstanz in der Bahn jedes Bündelchens X-Strahlen handelt, bekommt man ein ganz ähnliches Bild wie das eines Längsschnittes des Knochens und zwar aus dem Grunde, weil die Dicke derjenigen senkrecht zur Strahlenrichtung liegenden Schichten des Knochens, welche in ihrer Mitte spongiöse, an ihren Rändern compacte Substanz aufweisen, ganz bedeutend grösser ist als die der oberen und unteren Knochenschichten, die wenig oder gar keine Spongiosa enthalten. Ausserdem sind im Bilde die inneren Ränder der Sehnen der Mm. interossei und ihre Anheftungen an den Basen der ersten Phalangen wahrzunehmen.

b) Eine Lederbörse mit einem 20 Pfennigstück und einem alten Friedrichsthaler, dessen geringfügige Randerhabenheiten leicht zu erkennen sind, daneben in einem Pappfutteral ein Paar Prismen von 4° Winkel im Brillengestell, dessen Branchen sich durch die Gläser hindurch zeigen. Am Futteral heben sich die Ränder der verschiedenen Papplagen scharf ab.

c) Linke Hand eines 20 jähr., sonst gesunden Mannes, mit einer am Knochen festsitzenden derben Geschwulst des Mittelfingers an der Stelle einer vor 4 Jahren durch Explosion eines kupfernen Zündhütchens verursachten, geheilten Wunde. In der Mitte des geschwollenen Fingertheiles, hart am Knochen, ist ein ganz kleiner, spitzer, schwarzer Fleck im Bilde zu sehen, welcher wohl ein Stückchen Kupfer darstellen dürfte.

d) Ein Gewichtssatz in einer mit Deckel versehenen dicken Holzbüchse Ein beiderseits scharf begrenzter, schmaler, kreisförmiger, heller Streifen. rings um die Gewichte, deutet auf einen Luftraum, verursacht durch geringfügige Schrumpfung des Holzes an den ausgebohrten Löchern.

e) Eine Pravazspritze im Etui, welche im Bilde das Schloss, die Charniere mit Befestigungsnägeln und die Holzklötzchen nebst den für die Canülen bestimmten Spalten zeigt; an einer der Canülenspitzen ist die bekannte Abschrägung genau zu erkennen. Der der Länge nach mit Schraubengewinde versehene Stempel der Spritze ist durch die Glaswand hindurch abgebildet. Daneben zwei Bleistifte, in welchen der Graphit sich als ziemlich undurchlässig für X-Strahlen erweist, aber weniger als der gleich dicke Radirgummi.

f) Stückchen von Glas, hartem Gummi, Celluloid und reinem Kautschuk, deren Durchlässigkeit in dieser Reihenfolge so ansteigt, dass die zwei letztgenannten ein grosses Maass derselben besitzen.

g) Neben Fett-, Muskel und Knochengewebe, Holz und Glas eine Reihe Metallstücke verschiedener Dicke, welche in folgenden Abstufungen die gleiche Durchlässigkeit für Röntgen'sche X-Strahlen aufweisen.

Substanz	Spec. Gewicht	Dicke in Millimeter	Substanz	Spec. Gewicht	Dicke in Millimeter
Elsenholz . . .	0·70	30·00	Glas	2·60	0·40
Fett	0·99	14·00	Kupfer	9·00	0·05
Muskel	1·05	7·00	Silber . . .	10·40	0·03
Knochen . . .	1·90	0·70	Gold	19·30	0·01
Aluminium . . .	2·60	0·50			

Ein Haufen Goldblatt und ein 10 mm dickes Stück Hollundermark gaben nur Andeutungen einer Strahlenabsorption auf dem Bilde. Ferner zwei menschliche Zähne, welche an der einfachen Wurzel etwas von der Markhöhle zeigen und ein Stück von einem trockenen, praeparirten Jochbein, dessen feine Erhabenheiten sowohl, wie gröbere Dickenunterschiede und dessen feinzackiger Rand vollkommen wiedergegeben sind.

h) Stücke von Fett-, Muskel- und Knochengewebe, welche eine gleiche Durchlässigkeit bei 1 cm, 2 cm, bezw. 1 mm Dicke aufweisen.

j) Eine Reihe fester und flüssiger Substanzen in gleich dicker Schicht von 3 mm nach ihrem specifischen Gewicht angeordnet, nämlich Elsen-, Hirn- und Längsholz von specifischen Gewicht 0·5, Aethyläther von 0·7, Ammoniak von 0·93, weisses Wachs von 0·96, Wasser von 1·0, Ebenholz von 1·3, Kochsalzlösung von 1·3, Elfenbein von 1·9, fester Schwefel 2·0, Aluminium, hart und weich, von 2·6 und Glas von 2·6 specifischem Gewicht.

Das Negativ dieser Gesammtaufnahme weist für jede Verminderung im specifischen Gewicht einen Zuwachs der Durchlässigkeit für X-Strahlen nach, mit Ausnahme von Schwefel, der sich als noch undurchlässiger wie Glas und Aluminium erwies. Die Durchlässigkeit dieser verschiedenen Substanzen, wie auch der festen Körper in Aufnahme *g*, folgt im grossen Ganzen in umgekehrter Reihe ihrer relativen Dichtigkeit. Ganz genaue Bestimmungen dieser Verhältnisse lassen sich auch in Folge der Zuverlässigkeit der Bromsilbergelatineplatten bei sachgemässer Behandlung ausführen.

h) Die rechte Hand eines Gelehrten, welche die Knochenbälkchen der Spongiosa, der Carpi, der Metacarpi und der Phalangen zeigt, wie ferner den Unterschied zwischen Muskel- und Fettgewebe. Bemerkenswerth ausserdem sind die deutlichen Umrisse des Hamulus am Os hamatum.

Die Contouren dieser auf Chlorsilbercelloidinpapier abgebildeten Gegenstände sind durchweg als scharf und deutlich zu bezeichnen; im Besonderen aber sind die metallenen und anderen weniger dicken bezw. nahe an der Bromsilberplatte liegenden Objecte haarscharf abgebildet, wobei mannigfache Abstufungen in der Schattentiefe hervortreten als Ausdruck der verschiedenen Absorption bezw. Durchlässigkeit der Objecte für X-Strahlen.

Aus den verschiedenen Einzelheiten in den demonstrirten Bildern, welche auf den oben nachgewiesenen Abstufungen der Durchlässigkeit für X-Strahlen seitens verschiedener organischer Gewebe beruhen, ist es ersichtlich, dass beim zweckentsprechenden Gebrauch des Röntgen'schen Verfahrens Fragen der inneren Structur und der mechanischen Functionen verschiedener Körpertheile, welche sonst nicht der genauen Beobachtung *in vivo* zugänglich sind, sich entscheiden lassen müssen; doch in Anbetracht der Thatsachen, dass die Absorption von X-Strahlen vornehmlich von der Dicke eines Körpers sowohl wie von dessen Dichtigkeit abhängt, werden kleine Gebilde, die in Bezug auf letztere Eigenschaft wenig von ihrer Umgebung differiren, sich immerhin nur in kleineren Körpertheilen, z. B. der Hand, darstellen lassen.

Hierbei muss auch Sorge für sachkundige Bilderentwickelung, sowohl in dem Negative wie beim photographischen Abdruck des Positivs getragen werden, um das Bild vollständig herauszubekommen. Zu den hier gezeigten Aufnahmen wurden gewöhnliche Schleussner'sche Platten mit Rodinal als Bildentwickler in üblicher Weise verwendet. Bekanntlich enthalten die genannten, wie andere für gewöhnliche photographische Aufnahmen gangbare Bromsilbergelatineplatten, um sehr lichtempfindlich zu sein, das Silbersalz in verhältnissmässig groben, mit einer Lupe leicht zu sehenden Körnern zertheilt. Es fragt sich nun, wie feinkörnige und deshalb für Licht sehr unempfindliche Platten sich hiergegen verhalten würden.

Durch die Liebenswürdigkeit des Hrn. Photographen Carl Günther konnte ich von ihm einige seiner für specielle Zwecke hergestellte Bromsilberplatten benutzen, dessen sogenanntes Korn erst bei 200facher Vergrösserung deutlich zu sehen ist und deren Unempfindlichkeit für Licht durch eine 100mal grössere Expositionszeit als gewöhnlich gekennzeichnet ist.

Mit diesen Platten habe ich bei denselben Expositionszeiten ebenso praegnante Röntgen'sche Aufnahmen, wie mit den üblichen sehr lichtempfindlichen Platten bekommen. Die rein physikalische Bedeutung dieser Thatsache lasse ich an dieser Stelle dahingestellt sein, begnüge mich vielmehr mit dem Hinweis auf den gewaltigen Unterschied in der Feinheit der Bilder auf feinkörnigen Platten, welche namentlich bei Vergrösserungen zum

zu *a* zu *d*

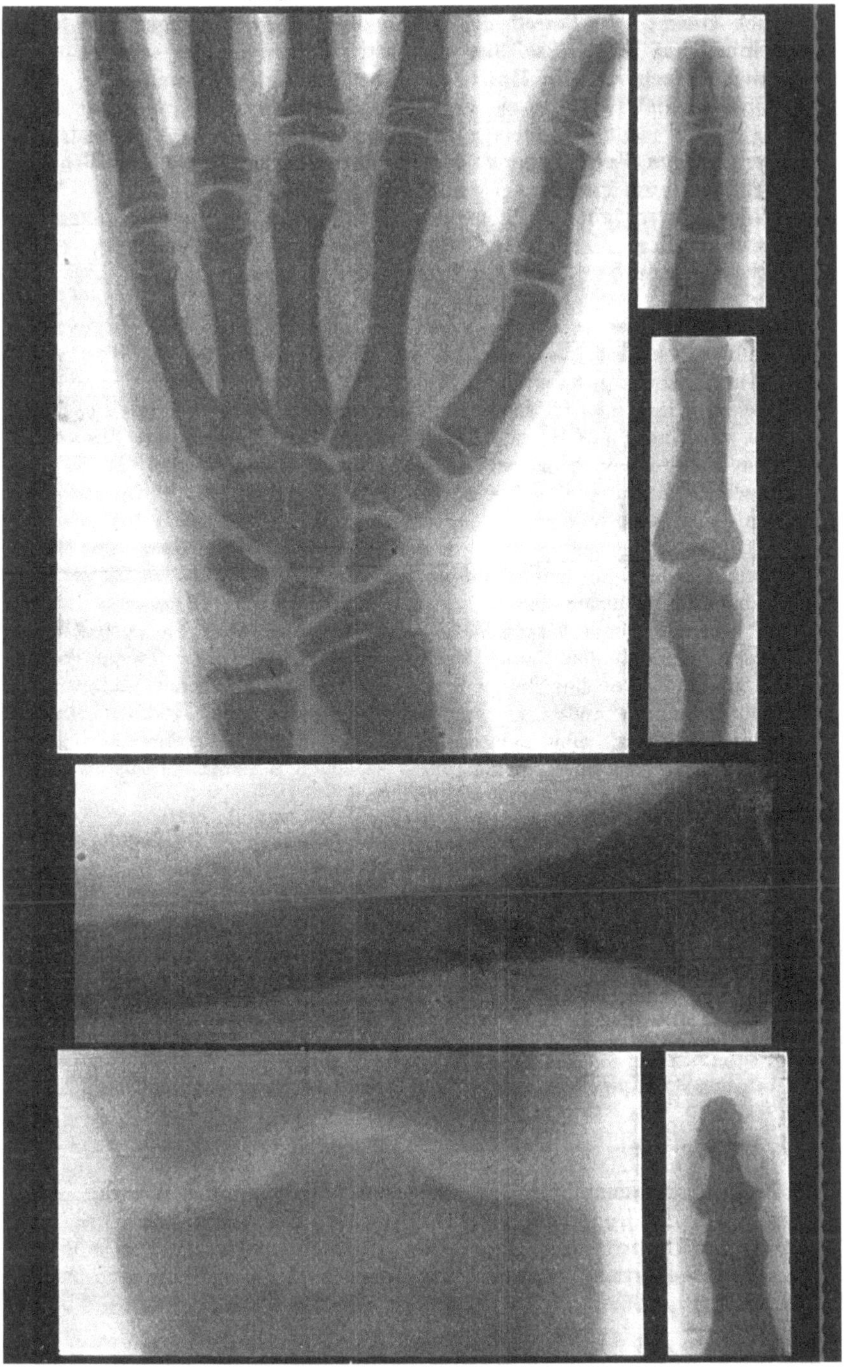

zu *k*

zu *l*

zu *m* zu *k*

Ausdruck kommt. In Betreff der Ausnutzung dieses Vorzuges möchte ich noch einmal auf die grosse, hier demonstrirte Feinheit der schattenartigen Projection einfach radiärer Röntgen'scher X-Strahlen hinweisen.

Ein Umstand, auf dessen grundlegende Bedeutung für genaue Beobachtung bisher nicht besonders aufmerksam gemacht worden ist, besteht in dem geradlinigen Verlauf, bezw. der Nichtbrechbarkeit dieser Strahlen dem Licht und anderen Strahlen gegenüber.

Hierdurch ist eine vollkommene Genauigkeit bei Bestimmungen der gegenseitigen Lage abgebildeter, verdeckter Gegenstände gesichert, welche nur entsprechende Vorkehrungen betreffs der Strahlenquelle und ihrer Lage erfordert.

Die Stärke der in diesen Versuchen angewendeten Inductionsschläge war eine bedeutend kleinere, als sie bisher gewöhnlich bei Röntgen'schen Aufnahmen zur Anwendung kam.

Die zwei Ruhmkorff'schen Funkeninductoren, deren ich mich bediente, der eine von Kaiser und Schmidt mit Wagner'schen Hammer am Eisendrahtkern, der andere von Siemens und Halske mit selbständigem Quecksilberunterbrecher, hatten je eine Spule von 25 ^{cm} Länge und 12 ^{cm} Durchmesser.

Der elektrische Widerstand für einen constanten Strom in der primären Spirale beider Spulen betrug 0·3, in der secundären 5000 Ohm. Die Stromunterbrechung hatte in beiden Fällen eine Frequenz von 40 bis 50 pro Sec. Als Stromquelle wurden zuerst grosse Daniell'sche Elemente mit je 6000 ^{qcm} stromleitende Kupferfläche benutzt, später aber die vortrefflichen Accumulatorelemente der Neuen Berliner Elektricitätswerke (Berlin, Mittelstrasse 21) und zwar der Nummer C4, welche im geladenen Ruhezustand 2·2 Volt Spannung aufweisen und einen verschwindend kleinen inneren Widerstand besitzen. Die gemessene mittlere Stärke des Stromes in der primären Spirale des thätigen Ruhmkorff'schen Inductors betrug im ersten Falle 2·5, im zweiten 5 Ampère.

Erklärung der Figuren.

Aufnahme *a*) Rechte Hand eines Kindes mit Epiphysen, daneben der Zeigefinger desselben.

Theil von Aufnahme *k*) Metacarpus und erste Phalanx der erwachsenen Hand; Distalende der Mittelfinger. (Knochenbälkchen nicht wiedergegeben.)

Aufnahme *l*) Humerus mit M. biceps und einem kleinen Theil des M. deltoideus eines Kindes.

Aufnahme *m*) Kniegelenk eines 12jähr. Kindes mit Epiphyse der Tibia.

---

2. Hr. Schumburg (als Gast) hält den angekündigten Vortrag: Einwirkung des Höhenklimas auf Athmung, Leistungsfähigkeit und Blutbeschaffenheit des Menschen. Nach gemeinschaftlich mit Hrn. N. Zuntz ausgeführten Versuchen (inzwischen publicirt in Pflüger's Archiv. Bd. LXIII. S. 461).

XIII. Sitzung am 8. Mai 1896.

Vorsitzender: Hr. E. du Bois-Reymond.
Schriftführer: Hr. N. Zuntz.

1. Hr. Immanuel Munk hält den angekündigten Vortrag: Muskelarbeit und Eiweisszerfall. Bemerkungen zu den neuesten Versuchen von Chauveau.

M. H.! Vor 6 Jahren hatte ich bereits die Ehre, in diesem Kreise die nämliche Frage[1] zur Sprache zu bringen. Damals hatte Pflüger die, wie uns schien, gut fundirte Lehre zu erschüttern versucht, der zu Folge die Quelle für die Muskelkraft in der Regel N-freie, C-haltige Bestandtheile des Thierkörpers bezw. der von aussen aufgenommenen Nahrung abgeben und nur unter ganz besonderen ungünstigen Bedingungen das Körper- oder Nahrungseiweiss zur Bestreitung eines erheblichen Bruchtheiles von dem geleisteten Kraftaufwand herangezogen wird. Er berief sich dabei auf einen von ihm durchgeführten Versuch am Hunde, der bei ausschliesslicher Fütterung mit magerstem Fleisch durch Wochen hindurch sehr beträchtliche Arbeit leistete, ohne dabei an Körpergewicht oder an seinem Eiweissstande Einbusse zu erleiden. Da damals für diesen Versuch Beläge zunächst nicht mitgetheilt worden sind, war eine Discussion darüber nicht möglich. Dagegen verwies Pflüger auf ausführlich mitgetheilte Selbstversuche seines Schülers Argutinsky,[2] in denen die N-Bilanz genau durchgeführt, die in Form von Bergsteigen geleistete Arbeit jedes Mal bestimmt war, und aus denen hervorging, dass der Mehrverbrauch von Eiweiss im Stande war, nach des Autors Berechnung 25—70—100 Procent des geleisteten Kraftaufwandes zu decken. Bei der kritischen Zergliederung dieser Untersuchung konnte ich zeigen,[1] dass die durch die Arbeit hervorgerufene Steigerung des Eiweisszerfalles der Hauptsache nach dahin zu deuten sei, dass die genossene Nahrung ihrem Brennwerth nach selbst für den Bedarf des ruhenden Körpers durchaus unzureichend, vollends also weit entfernt war, dem gesteigerten Stoffverbrauch bei der Arbeit zu genügen, dass daher, da weder in der Nahrung noch im Körper des mageren (fettarmen) Versuchsindividuums N-freie, C-haltige Stoffe (Fett, Glycogen) in ausreichender Menge zur Verfügung standen, für den Arbeitsmehrverbrauch eben das Eiweiss herangezogen werden musste. Auch konnte ich zeigen, dass die beim Bergsteigen geleistete Arbeit einen etwa doppelt so grossen Stoffzerfall erforderte, als nach Argutinsky's Berechnung, so dass damit die Quote des Antheils vom Eiweiss an der Bestreitung der Arbeitsleistung schon auf 10—35—50 Procent herabsank, und dies unter der ganz unmöglichen Annahme, dass die potentielle Energie des

---

[1] Verhandlungen der physiologischen Gesellschaft zu Berlin 1889/90 Abgedruckt im *Archiv für Anatomie und Physiologie.* Physiol. Abthlg. 1890. S. 557. — Eine kritische Zusammenfassung der Litteratur bis Ende 1894 findet sich in J. Munk (und Uffelmann-Ewald), *Ernährung des gesunden und kranken Menschen.* 1895. 3. Aufl. S. 61.

[2] *Archiv für die gesammte Physiologie.* 1890. Bd. XLVI. S. 552.

Eiweiss voll und ganz in kinetische Energie übergehen könne, während dies doch nach Fick und Zuntz nur zu 30, allerhöchstens 40 Procent der Fall ist. Endlich wies ich darauf hin, dass bei ungenügender Ernährung und fettarmen Individuen (Dauerläufer, Pferde) genau die gleichen Ergebnisse wie von Argutinsky zu wiederholten Malen erzielt worden sind. Ich schloss daher mit dem Satze: Es bleibt bis auf Weiteres dabei, dass die Muskelarbeit vorherrschend und zunächst auf Kosten N-freier Substanzen erfolgt und erst, wenn solche weder am Körper noch in der Nahrung zur Verfügung stehen oder wenn Dyspnoë bei der Arbeit mitspielt, das Eiweiss in erheblichem Umfange angegriffen wird.

Wenige Monate danach hat F. Hirschfeld[1] Selbstversuche mitgetheilt, die, je nachdem die Nahrung ausreichend war, insbesondere genügend N-freie Stoffe bot, keinen wesentlichen Mehrzerfall von Eiweiss selbst bei starker Arbeitsleistung erkennen liessen, bei unzureichender Nahrung aber gleich wie bei Argutinsky ausfielen; danach hat Hirschfeld voll und ganz sich meiner Deutung der Argutinsky'schen Versuche und meiner Auffassung über die in der Regel erst secundäre Heranziehung des Eiweiss bei der Muskelarbeit angeschlossen.

Ungefähr zu gleicher Zeit erschien eine zweite Reihe von Selbstversuchen, unter Pflüger's Leitung von Krummacher[2] ausgeführt. Auch in diesen wurde das Eiweiss bei der Arbeit nachweislich in beträchtlicher Menge in Zerstörung gezogen, allerdings nicht mehr so reichlich als bei Argutinsky. Aber auch für diese Versuche konnte ich zeigen,[3] dass dieselben Bedenken zutreffen, wie bei denen von Argutinsky; die Nahrung war zwar etwas reichlicher als bei Letzterem, aber ihrem Brennwerth nach selbst für die Ruhe kaum genügend, geschweige denn für die Arbeit. Es gereicht mir zur besonderen Befriedigung, dass vor Kurzem Krummacher[4] selbst zugegeben hat, seine früheren Versuche seien mit (den von mir hervorgehobenen) Fehlerquellen behaftet; erneute im Voit'schen Laboratorium an ihm selbst und an einer zweiten Person ausgeführte Versuche liessen bei einer an N-freien Stoffen (Fett, Kohlehydrate) sehr reichen, an Eiweiss nur eben genügenden Nahrung einen erheblichen Mehrverbrauch von Eiweiss bei der Arbeit nicht erkennen.

Inzwischen hat Pflüger[5] seine Versuchsreihen am Hunde ausführlich mitgetheilt. Aus diesen geht unzweifelhaft hervor, dass ein Hund bei reiner Fleischnahrung (darin nur 12 ^{grm} Fett pro Tag) mit einer entsprechenden Zulage von Fleisch andauernd stärkste Arbeit leistete und dabei sowohl seinen Eiweissbestand, wie sein Körpergewicht behauptete. So fundamental der Versuch ist, so beweist er doch nur die (ich weiss nicht, von wem bezweifelte) höchst wichtige Thatsache, dass der Fleischfresser auch mit Eiweiss allein

---

[1] Virchow's *Archiv.* 1890. Bd. CXII. S. 501.
[2] *Archiv für der gesammten Physiologie.* 1890. Bd. XLVII. S. 454.
[3] Virchow-Hirsch's *Jahresberichte über die Fortschritte der Med. für 1890.* Bd. I. S. 185.
[4] *Zeitschrift für Biologie.* 1896. Bd. XXXIII. S. 108.
[5] *Archiv für die gesammte Physiologie.* 1891. Bd. L. S. 98.

seinen Stoff- und Kraftaufwand bestreiten kann. Damit ist aber, wie ich schon früher betont habe,[1] durchaus nicht gesagt, dass das Eiweiss die alleinige Quelle der Muskelkraft ist, wissen wir doch, dass Eiweiss und Fette bezw. Kohlehydrate einander vertreten können, und hat doch neuerdings Herr Zuntz[2] in Versuchen am Hunde, die er im Verein mit Herrn J. Frentzel und J. Loeb ausgeführt hat, direct zeigen können, dass diese drei Nährstoffe sich annähernd im Verhältnisse ihres O-Verbrauches und ihrer Verbrennungswärmen für die Arbeitsleistung vertreten.

Für unsere Auffassung von der, so zu sagen, secundären Bedeutung des Eiweiss für die Muskelarbeit spricht endlich die statistische Thatsache, dass in der Nahrung der arbeitenden Classe (im Mittel 100 bis 110 ^{grm} Eiweiss, 60 ^{grm} Fett, 500 bis 600 ^{grm} Kohlehydrate) das Eiweiss nur $^1/_8$ bis $^1/_7$ des calorischen Werthes ausmacht, und dass dabei der Kraftaufwand nicht nur bestritten, sondern der Körper eher noch musculöser, also eiweissreicher wird.

In den angezogenen Versuchen des Herrn Zuntz zeigte es sich, dass bei reichlicher Mastkost zur Bestreitung schwerer Arbeit nur $^1/_{20}$ derjenigen Eiweissmenge mehr verbraucht wurde, die zur Bestreitung der Arbeit durch Eiweiss allein erforderlich gewesen wäre, und dass auch im Hungerzustande der durch starke Muskelarbeit bedingte stoffliche Mehrverbrauch fast ausschliesslich das Körperfett und nur zum verschwindenden Bruchtheile das Körpereiweiss betraf. Endlich erhellt aus den Versuchen der Herren Zuntz und Schumburg[3] an marschirenden Soldaten, die unter einer genau geregelten, den Bedarf deckenden Diät standen, dass nicht sowohl die Grösse der Arbeitsleistung an sich, als ungünstige äussere Umstände, wie übermässige Belastung (mit 30 ^{kg}), drückende Hitze bei schwüler Luft u. a., den Eiweissverbrauch mässig in die Höhe treiben.

Auch die kritische Zusammenstellung von Speck[4] aus jüngster Zeit schliesst sich, obwohl ein Theil der neueren Veröffentlichungen Speck offenbar entgangen ist, den hier dargelegten Anschauungen grösstentheils an.

Erscheint es nunmehr als gesichert, dass vorzugsweise die N-freien Stoffe als Kraftquelle für die Arbeitsleistung herangezogen werden, dass aber auch das Eiweiss dafür verwerthet werden kann, nur dass dies in erheblichem Umfange erst unter ganz besonderen Bedingungen und gewissermaassen erst secundär geschieht, so soll diese mühsam errungene Erkenntniss wieder in Frage gestellt werden durch Versuche am Hunde, welche der um die genaue Feststellung des Stoffverbrauches bei der Muskelthätigkeit so verdiente Chauveau[5] neuerdings veröffentlicht. Die These, die er aufstellen zu können glaubt, spricht sich in der Ueberschrift aus, die er seinen beiden Berichten giebt: Le travail musculaire n'emprunte rien de l'énergie qu'il dépense aux matières albuminoides des humeurs et des éléments

---

[1] Vergl. meine Ausführungen im *Archiv für die gesammte Physiologie.* 1894. Bd. LVIII. S. 380.

[2] Diese Verhandlungen. 1893/94. Abgedruckt im *Archiv für Anatomie und Physiologie.* Physiol. Abthlg. 1894. S. 541.

[3] Diese Verhandlungen. 1894/95. *Ebenda.* 1895. S. 378.

[4] *Archiv für Anatomie und Physiologie.* Physiol. Abthlg. 1895 S. 463.

[5] *Compt. rend.* Tome CXXII. 8/9. p. 429 und 504.

anatomiques de l'organisme. Ferner: Le travail musculaire emprunte-t-il directement de l'énergie aux albuminoïdes des aliments? Bei der autoritativen Stellung des Autors steht zu befürchten, dass ein von ihm ausgehender Einspruch gegen die herrschende Lehre hier und da ohne Weiteres Eingang finden könnte. Deshalb erscheint es von Bedeutung, zu prüfen, in wie weit seine Behauptung, dass das Eiweiss niemals (vergl. a. a. O., S. 430) zur Bestreitung des Kraftaufwandes herangezogen wird, durch die vorgeführten Versuche gestützt wird.

Wir sehen von der Einleitung ab, in der Chauveau, gleichsam als neu, vorträgt, dass bei Versuchen über den Eiweissumsatz man nur den Zustand der gleichmässigen N-Ausscheidung an den späteren Hungertagen oder den Zustand des N-Gleichgewichtes bei Fütterung benutzen kann. Noch ein zweiter Punkt könnte in Folge der Ausführlichkeit, mit der er auseinandergesetzt wird, den Eindruck der Neuheit machen. Wer, wie wir, schon vor rund 20 Jahren das Catheterisiren von Hündinnen[1] zur sicheren Gewinnung des Tagesharns (auf Salkowski's Laboratorium) hat üben sehen und selber seitdem stets geübt hat, den muthet es seltsam an, von Herrn Chauveau alle diese bekannten Dinge umständlich geschildert zu hören. Im Gegensatz zum Münchener Laboratorium, in dem noch in den 80er Jahren Hunde verwendet wurden, die darauf abgerichtet waren, den Harn in eine untergehaltene Schale zu entleeren, schien es uns schon damals sicherer, den Harn durch den Catheter zu entleeren und eventuell noch eine Auswaschung der Blase mit Wasser anzuschliessen; kann man sich doch überzeugen, dass selbst bei Benutzung solch dressirter Hunde, nach scheinbar vollständiger spontaner Entleerung des Harns, mittels des danach applicirten Catheters manchmal noch nicht unbeträchtliche Harnmengen gewonnen werden können, deren Vernachlässigung für die 24stündige N-Bilanz einen merklichen Fehler bedingt. Was an Chauveau's und seines Mitarbeiters Contejean's Methodik als neu gelten darf, das ist die Vergleichung kurzer, 2stündiger Ruhe- und Arbeitsperioden im Hungerzustande; es wird der Harn von 2 Ruhestunden mit dem Catheter gewonnen, in der nächsten Stunde arbeitet der Hund und von dieser und der folgenden wird der Harn abermals mit dem Catheter entzogen, beide Harnportionen auf ihren N-Gehalt (nach Kjeldahl) bestimmt. Dabei wird aber die Voraussetzung gemacht, dass die durch die Arbeit gesetzten Zerfallsproducte vollständig innerhalb 1 bis 2 Stunden durch den Harn zur Ausfuhr gelangen. Diese Voraussetzung ist durch keine irgendwie sichere Erfahrung gestützt, ja sie ist nach dem, was über die Ausscheidung der (nicht gasförmigen) N-haltigen Producte bekannt ist, geradezu als willkürlich und unrichtig zu bezeichnen. Aber selbst wenn diese Voraussetzung zuträfe, würde es seine grossen Schwierigkeiten haben, auf diesem Wege zu zuverlässigen Ergebnissen zu gelangen. Im Durchschnitt wurden von Chauveau beim hungernden Hunde für je eine 2stündige Periode nur 4 bis 9 ccm Harn gewonnen. Selbst der geübteste

---

[1] Vergl. hierüber z. B. die Mittheilung von Salkowski und J. Munk, Virchow's *Archiv.* 1877. Bd. LXXI. S. 500. — So weit uns bekannt, ist von A. Fraenkel auf diesem Laboratorium zuerst das Catheterisiren von Hündinnen, ohne die vorgängige Ph. Falck'sche Operation (Aufschlitzen der unteren Vaginalwand bis zur Urethralmündung), ausgeführt worden.

Experimentator könnte sich wohl kaum anheischig machen, einen so winzigen Blaseninhalt durch den Catheter und selbst nachfolgende Blasenspülung vollständig zu gewinnen. Die Zurücklassung von nur 1 ^{ccm} Harn in der Blase bedingt hier schon einen zwischen 11 und 25 Procent schwankenden Fehler. Wenn nun noch dazu kommt, dass selbst in den 2stündigen Ruheperioden der Harn-N zwischen 0·25 und 0·31 ^{grm}, also um 24 Procent schwankt, so dürfte dem Ergebniss von im Ganzen nur 2 Versuchen, dass in je 2 Arbeitsstunden die N-Werthe nicht grössere Differenzen aufweisen, kein Gewicht zuzuschreiben sein, vollends nicht, weil eben die N-haltigen Zerfallsproducte nicht proportional ihrer gesteigerten Bildung auch sofort zur Ausfuhr gelangen. Somit können die Versuche von Chauveau am hungernden Hunde für die Frage, ob die Arbeit einen Mehrzerfall von Eiweiss bewirkt oder nicht, durchaus keinen Entscheid liefern, um so weniger, als auch die Arbeitsleistung an sich, 3000 ^{mk}, so geringfügig war, dass, selbst wenn sie nur durch Eiweiss[1] geleistet würde, dazu knapp 1·8 ^{grm} Eiweiss, entsprechend 0·29 ^{grm} Eiweiss-N erforderlich gewesen wäre. Wenn nun die Ausscheidung eines so geringen Plus von N sich auf viele Stunden hinzieht, dann braucht natürlich bei der Untersuchung des auf die Arbeits- und nächstfolgende Stunde treffenden Harns ein deutlicher, über die N-Schwankungen der Ruheperioden hinausgehender Ausschlag nicht zur Erscheinung kommen.

Ganz eigenartig ist übrigens auch in allen Versuchen die Arbeitsleistung und deren Messung. Während man sonst zu diesem Zwecke die Versuchsthiere im Tretrade laufen oder an einer Vorrichtung nach Art eines Bremsgöpels arbeiten lässt, macht es Chauveau auf viel einfachere Art: ein Gehülfe steht am Fusse, ein zweiter auf der oberen Plattform der Treppe und nun wird der Hund durch Anruf abwechselnd zum Hinauf- und Hinunterlaufen angelockt. Kennt man die Höhe der Treppe, die Zahl der Auf- und Abstiege und das Körpergewicht des Hundes, so lässt sich daraus — nur mit einer gewissen Annäherung, wie hier nicht erst hervorgehoben zu werden braucht — die Arbeitsleistung bemessen. Doch dürfte diese zwar einfache, aber primitive Methode wohl kaum Nachahmung finden.

Sehen wir uns nun den zweiten, grösseren Theil der Versuche, nämlich die am gefütterten Hunde, auf ihren Werth an. In der ersten Reihe erhielt ein Hund von rund 11 ^{kg} mit Beginn jedes Versuchstages, nachdem zuvor seine Blase entleert war, 650 ^{grm} rohes Fleisch und 200 ^{grm} Wasser. Dann wurde der Harn in 2stündigen Perioden entzogen und nun in der einen Versuchsgruppe die Arbeit in die 2. bis 3. Verdauungsstunde verlegt, also in eine Zeit, wo die Eiweissresorption schon im Gange und dem entsprechend auch der Eiweisszerfall und die N-Ausfuhr durch den Harn im starken Ansteigen begriffen ist; in der zweiten Versuchsgruppe fiel die Arbeitsleistung in die 12. bis 13. Stunde nach der Fleisch-(Eiweiss-)Fütterung, also in eine Zeit, wo allen Erfahrungen zu Folge die Eiweissresorption fast beendet und dem entsprechend die Curve der N-Ausscheidung durch den Harn bereits so stark gesenkt ist, dass sie sich nur noch wenig über den Hungerwerth erhebt.

---

[1] Der Zerfall des Eiweiss bis zum Harnstoff liefert für je 1 ^{grm} Eiweiss etwa 4·1 Calorien, entsprechend einer Arbeitsleistung von $4 \cdot 1 \times 425 = 1742$ ^{mk}.

Wie ungleichmässig die N-Ausscheidung 2stündiger Perioden trotz gleichmässiger Fütterung abläuft, das erhellt aus den in der Tabelle der ersten Gruppe aufgeführten N-Werthen. Es finden sich nämlich an drei einzelnen Tagen für dieselben 2stündigen Perioden z. B.:

1. und 2. Stunde:	1·41 N,	1·03 N,	1·37 N
23. „ 24. „	0·77 N,	1·08 N,	—[1]

d. h. unter den gleichen Bedingungen Schwankungen um ± 40 bis 60 Procent. Wie sollen da eindeutige Ausschläge zu Tage treten, zumal wenn die Arbeitsleistung ebenfalls wieder nur 1000 bis 2000 ^{mk}, entsprechend einem Mehrverbrauch von 0·1 bis 0·19 Eiweiss-N, beträgt? Ausserdem sind die in der Tabelle verzeichneten N-Werthe für die 7. und 8., bezw. 9. und 10. Verdauungsstunde oder für 4. und 5., bezw. 6. und 7. Stunde nach der Arbeit thatsächlich höher, als an den Ruhetagen. In den Versuchsreihen an gefütterten Hunden sind zwar ausser den N-Werthen für je 2stündige Perioden auch die Werthe für die 24stündige Ausscheidung des Harn-N angegeben, und zwar für den 1. Arbeitstag (1000 ^{mk}) mit 20·2 N, für den 2. Arbeitstag (2000 ^{mk}) sogar mit nur 19·6 N; allein ein Vergleich des 24stündigen Ruhe-N und Arbeits-N ist deshalb nicht möglich, weil gerade am Ruhetage nur von den ersten 10 Stunden Harn gewonnen werden konnte, der übrige Harn dieses Tages aber leider zu Verlust gegangen ist. Wäre wenigstens die Beobachtung über den, den 2 Arbeitstagen folgenden Ruhetag fortgesetzt worden, so hätte dieser bei der Berechnung für den der Arbeit voraufgegangenen, mit der Harnaufsammlung verunglückten Ruhetag eintreten können.

Die 2. Versuchsgruppe an demselben Hunde, bei der die Arbeit in die 12. bis 13. Stunde nach der Fütterung fiel, figurirt nur mit einem Ruhetage und einem Arbeitstage (3000 ^{mk}). Der gesammte Harn-N des Ruhetages ist mit 21·6 ^{grm}, der des Arbeitstages mit 22·9 ^{grm} angegeben; d. h. bei der Arbeit findet sich ein Plus von 1·3 ^{grm} N im Harn. Wäre für diese Arbeitsleistung nur die potentielle Energie des Eiweisses verbraucht worden, so hätte dazu ein Zerfall von 1·73 ^{grm} Eiweiss genügt, und diese hätten eine Steigerung des N-Umsatzes von nur 0·29 N bewirkt. Es ist also die thatsächliche beobachtete Steigerung des N-Umsatzes am Arbeitstage von 1·3 ^{grm} rund $4^1/_2$ mal grösser, als sie hätte zu sein brauchen unter der Annahme, dass die Arbeit nur auf Kosten des Eiweiss geleistet wäre. Der Mehrzerfall von N würde selbst eine Arbeitsleistung von 13000 ^{mk} decken können. Was an dieser dürftigen Reihe, wenn man die 2 Versuchstage überhaupt so nennen darf, noch besonders vermisst wird, ist das Fehlen eines auf die Arbeit folgenden Ruhetages. Wäre an letzterem der N-Umsatz auf denselben Werth wie am vorhergehenden Ruhetage heruntergegangen, so wäre darin ein weiterer Beweis geliefert, dass in der That der höhere N-Werth am Arbeitstage auf die Arbeit als solche zu beziehen ist und nicht etwa auf innere Ursachen, wie Folgen des bei nicht ganz ausreichender Nahrung schon längere Zeit zu Stande gekommenen Fettverlustes vom Körper u. a. Uebrigens ist auch hier hervorzuheben, dass die N-Werthe je

[1] Die betreffende Harnportion ging verloren.

2stündiger Harnportionen, und zwar in der 7. und 8., sowie in der 9. und 10. Stunde nach der Arbeitsleistung höher sind, als die entsprechenden des Ruhetages; es sind nämlich verzeichnet für diese 2stündigen Perioden 1·73 bezw. 1·49 grm N, während die correspondirenden Werthe des Ruhetages nur 1·48 bezw. 1·36 grm N sind.

Es bleiben dann nur noch Versuchsreihen übrig, in denen die Hunde nur 170 grm Gelatine und 500 grm Wasser bekamen. Zunächst werden zwei Ruhetage mitgetheilt, an denen die N-Ausscheidung durch den Harn 23·57 bezw. 23·68 grm beträgt; da die N-Einfuhr mit dem Leim rund 22·89 beträgt und auf die N-Ausstossung durch den Koth bei dem grossen Hunde pro Tag mindestens 0·8 grm zu rechnen sind, setzte der Hund 1·7 N = 10·9 grm Eiweiss oder 55 grm Körperfleisch zu. Trotz gleich hoher N-Ausscheidung für 24 Stunden finden sich in den correspondirenden 2stündigen Harnportionen grosse Schwankungen in den bezw. N-Werthen, z. B. 1·78 gegenüber 1·48; 2·33 gegenüber 1·99; 2·49 gegenüber 2·63; 2·72 gegenüber 2·9. Der einzige Arbeitsversuch, der bei Gelatinefütterung mitgetheilt ist (er bezieht sich auf eine junge Hündin von fast 20 kg), ist als verunglückt zu bezeichnen. Er besteht nur aus 1 Ruhetag und 4 auf einander folgenden Arbeitstagen, von denen der 1. und 3. Tag ganz auszuscheiden sind, weil an diesen, wie nicht selten nach grossen Leimgaben, der Hund erbrach, sodass eine unbekannte Menge der N-Einfuhr zu Verlust ging. Während am Ruhetage die N-Ausfuhr durch den Harn 26·3 grm betrug, ist sie für den 2. Arbeitstag bei einer Arbeitsleistung von 5800 mk mit 27 grm N verzeichnet. Also haben wir auch hier, wofern der Vergleich des 2. Arbeitstages mit dem Ruhetage zulässig wäre, ein Plus von 0·7 grm N, entsprechend einem Mehrzerfall von 4·5 grm Eiweiss, und damit hätten nicht nur 5800, sondern 7840 mk geleistet werden können. Allein dieser Vergleich ist, streng genommen, nicht möglich, weil eben am 1. Arbeitstage ein beträchtlicher Theil der N-Einfuhr der Resorption durch Erbrechen entzogen worden ist, sodass der Hund nicht als unter gleichmässiger Fütterung stehend anzusehen war; dasselbe gilt für den 4. Arbeitstag, weil am 3. Arbeitstage gleichfalls Erbrechen erfolgt ist. Welche Unregelmässigkeiten im Stoffumsatze übrigens durch diese in Folge des Erbrechens ungleichmässige N-Zufuhr hervorgerufen werden, erhellt daraus, dass am 4. Arbeitstage bei einer Leistung von 6400 mk nur 23·5 grm Harn-N verzeichnet sind, d. h. sogar 2·8 grm N weniger als am Ruhetage.[1] Allen Erfahrungen zu Folge musste gerade das Gegentheil erwartet werden, selbst wenn es sich um einen Ruhetag gehandelt hätte. Da 170 grm Gelatine (mit etwa 145 grm trockenem Leim), selbst wenn wir für die Gelatine die Verbrennungswärme des Eiweisses ansetzen, allerhöchstens 590 Calorien liefern könnten, d. h. 29 Calorien per Körperkilo, während erfahrungsgemäss für einen Hund von 20 kg das Erhaltungsfutter mindestens 45 Calorien zu bieten hat, musste der Hund nicht nur Eiweiss, wie bei reiner Leimfütterung selbstverständlich, sondern in Folge der durchaus unzureichenden Nahrung noch sehr viel mehr Fett von seinem Körper einbüssen. Stetiger Fettverlust vom Körper hat aber, wie bekannt, ein entsprechendes Ansteigen des Eiweissumsatzes zur Folge, daher hätte am 4. Tage, selbst

[1] Wofern hier nicht, was wahrscheinlich ist, ein Verlust bei der Harnaufsammlung vorgekommen ist.

wenn er nicht unter dem Einflusse der Arbeit gestanden hätte, zum mindesten kein Absinken der N-Ausfuhr durch den Harn erfolgen dürfen. Und da endlich auch bei diesem Versuche wieder ein der Arbeit nachfolgender Ruhetag fehlt, muss der Versuch als verunglückt gelten; er ist nach keiner Richtung hin für irgend welche Folgerungen verwerthbar.

Wir kommen somit zu dem Resultate, dass die Versuche der Herren Chauveau und Contejean weit davon entfernt sind, etwas für oder gegen die Beeinflussung des Eiweissverbrauches durch mässige Arbeitsleistung zu beweisen.

2. Hr. W. Cohnstein hält den angekündigten Vortrag: Kritik einiger neueren Arbeiten über die Theorie der Lymphbildung.

Die alte, durch C. Ludwig und seine Schüler begründete physikalische Theorie der Lymphbildung ist in neuerer Zeit von Heidenhain durch eine neue Hypothese ersetzt worden. Die Letztere, welche kurzweg als Secretionshypothese bezeichnet werden mag, läugnet die Möglichkeit, alle Thatsachen und Erscheinungen ausschliesslich durch die Wirksamkeit physikalischer Kräfte zu erklären und will die Letzteren durch eine von den Capillarendothelien ausgehende physiologische Kraft ergänzen.

Die Hauptgründe, welche Heidenhain zum Verlassen der alten Theorie und zur Aufstellung der neuen Hypothese veranlassten, waren folgende:

1. Die Filtrationstheorie verlangt, dass bei dem Transport von gelösten Substanzen aus dem Capillarinhalt in die Gewebeflüssigkeit aequivalente Mengen Flüssigkeit aus dem Capillarinhalt als Vehikel mit herauswandern. — Diese Forderung der Filtrationshypothese führt zu unmöglichen Consequenzen, denn die Flüssigkeitsmengen, welche hier in Betracht kommen, sind weit bedeutender als die Lymphmenge, welche nach den vorliegenden experimentellen Erfahrungen in 24 Stunden den Ductus thoracicus passirt.

2. Es besteht keine Proportionalität zwischen arteriellem Blutdruck und Lymphmenge, was doch der Fall sein müsste, wenn wirklich bei der Lymphbildung nur Filtrationskräfte von Bedeutung wären.

3. Es giebt gewisse Substanzen, Lymphagoga, welche ohne den arteriellen Blutdruck — Filtrationsdruck — zu steigern, lymphtreibend wirken.

4. Nach der intravenösen Infusion einer gelösten crystalloiden Substanz (Zucker, NaCl) findet man die Concentration dieser Substanz in der Lymphe grösser als im Blutserum.

E. H. Starling und ich haben uns, unabhängig von einander, bemüht nachzuweisen, dass die angeführten vier Punkte keineswegs im Widerspruch zu der physikalischen Theorie der Lymphbildung stehen und dass jene alle bisher beobachteten Erscheinungen ohne Schwierigkeit erklärt.

Was Starling's bezw. meine Ausführungen anlangt, so sind dieselben hinsichtlich Punkt 2 und 3 von Heidenhain bisher noch nicht angegriffen worden; die Arbeiten aber, welche sich auf Punkt 1 und 4 bezogen, sind von Heidenhain selbst und einem seiner Schüler, L. B. Mendel, zum Gegenstand des Angriffes gemacht worden.

Was zunächst Punkt 1 anlangt, so habe ich Heidenhain gegenüber durchaus zugegeben, dass die Annahme eines einfachen Filtrationsvorganges bei der Lymphbildung zu unmöglichen Consequenzen führt. Ich erweiterte daher die Filtrationshypothese, indem ich den Filtrationskräften Diffusionskräfte sich beigesellen liess. Ich wies darauf hin, dass die Capillaren nicht von Luft, sondern von einer Flüssigkeit (Gewebeflüssigkeit) umgeben sind, welche in der Zusammensetzung dem Capillarinhalt nicht gleich ist, und ich schloss hieraus, dass ein Diffusionsaustausch zwischen Gewebeflüssigkeit und Capillarinhalt sich etabliren muss. Das eigenthümliche Ineinandergreifen von Filtrations- und Diffusionsprocessen bezeichnete ich als Transsudation und ich zeigte in schematischen Versuchen, dass bei einem derartigen Transsudationsvorgang zum Transport einer bestimmten Menge fester Substanz durch eine Membran hindurch nicht aequivalente Mengen Lösungsmittel als Vehikel mit auszuwandern brauchen.

Ich leitete somit die von Hrn. Heidenhain geforderte Disproportionalität zwischen transportirter Menge fester Substanz und transportirter Menge Lösungsmittel aus einfachen physikalischen Vorgängen ab, ohne Inanspruchnahme einer secretorischen Function der Endothelien.

Heidenhain hat nun eine Reihe von Einwänden sowohl gegen meine Experimente wie gegen meine Schlussfolgerungen geltend gemacht; ich habe auf dieselben bereits früher ausführlich erwidert und kann auch bei der Beantwortung der von L. B. Mendel gegen mich geltend gemachten Punkte auf jene frühere Untersuchung verweisen.

An dieser Stelle möchte ich nur hervorheben, dass Niemand anders als Heidenhain selbst die meiner Transsudationshypothese zu Grunde liegenden Ideen ausgesprochen und ausführlich begründet hat. Heidenhain selbst spricht in seiner ersten Arbeit von der Möglichkeit, dass Diffusionsvorgänge bei der Lymphbildung von Wichtigkeit sein mögen und noch in der letzten Arbeit von Mendel wird wiederholt die Bedeutung der Diffusion bei der Lymphbildung hervorgehoben.

Sobald aber die Wichtigkeit der Diffusion zugegeben wird, so ist damit die Transsudationshypothese anerkannt.

Nur eines Punktes ist noch gesondert zu gedenken, nämlich der Transsudation colloider Körper. Ich hatte darauf aufmerksam gemacht, dass auch bei dem Transport von colloiden Körpern durch thierische Membranen hindurch Diffusionsprocesse von Bedeutung sein können, dann nämlich, wenn die Lösung der colloidalen Substanz durch eine thierische Membran getrennt wird von einer wässerigen Flüssigkeit, welche ärmer an colloidaler Substanz ist als jene Lösung. In diesem Falle findet nämlich, so behauptete ich, eine Wanderung von Wasser durch die Membran hindurch zu der colloidalen Lösung statt, obgleich letztere selbst nicht diffundirt.

Diese Behauptung bekämpfte Heidenhain als einen „alten physikalischen Irrthum".

Eine grosse Anzahl von neuen Versuchen hat mich nun gelehrt, dass meine Behauptung vollständig der Wahrheit entspricht, während Heidenhain's Versuch, mich zu widerlegen, als gescheitert angesehen werden muss.

Ich stehe daher nicht an zu erklären, dass der erste der oben erwähnten vier Punkte mit der physikalischen Theorie der Lymphbildung keineswegs in Widerspruch steht. Die Annahme einer secretorischen Function der Capillarendothelien erscheint überflüssig.

Was nun den vierten der von Heidenhain angeführten Punkte anlangt, so habe ich schon früher auseinandergesetzt, dass die Versuche, welche Heidenhain zur Begründung seiner Behauptung anführte, die Letztere nicht rechtfertigen. Einerseits nämlich waren seine Zahlen irrthümlich berechnet und andererseits waren solche Blut- und Lymphproben hinsichtlich ihrer Concentration verglichen worden, welche als zusammengehörig nicht bezeichnet werden konnten.

Ich habe Heidenhain's Versuche wiederholt und bin zu dem Resultat gekommen, dass nach Infusion einer Lösung crystalloider Substanz das Concentrationsmaximum in der Lymphe nicht höher gefunden wird als das Concentrationsmaximum im Blutserum.

Mendel hat meinen Befund zwar bestätigt, aber nur für den Fall, dass die Infusion der Lösung sehr schnell erfolgt. Nach langsamem Einströmenlassen der Lösung fand Mendel das Concentrationsmaximum im Serum nicht so hoch wie in der Lymphe.

Eine Wiederholung der Mendel'schen Versuche führte mich zum entgegengesetzten Resultat: ich fand die Concentrationsmaxima in beiden Flüssigkeiten gleich. Der Unterschied in der Versuchsanordnung von Mendel und mir bestand nur in der Zeit, wann die zu analysirenden Proben entnommen wurden. Während nämlich Mendel stets eine Minute nach Beendigung der Infusion verstreichen liess, ehe er die erste Blutprobe entnahm, so gewann ich diese unmittelbar bei Beendigung der Infusion. Mendel sieht hierin einen Fehler, denn er meint, die infundirte Lösung habe sich zu dieser Zeit noch nicht gleichmässig im Blute vertheilt und die zur Analyse genommene Probe arteriellen Blutes gäbe daher keinen Maassstab ab für die Zusammensetzung des Capillarblutes. Trotzdem ich diesen Einwand schon aus theoretischen Gründen als stichhaltig nicht anerkennen kann, so habe ich dennoch einige Versuche angestellt, welche eine directe Widerlegung des Mendel'schen Einwurfs bezweckten. Ich infundirte nämlich die Lösung in den peripherischen Stumpf einer Arterie und entnahm die zur Analyse bestimmten Proben aus dem centralen Stumpfe derselben. — Ich fand, dass auch in diesen Versuchen das Concentrationsmaximum in der Lymphe nicht höher lag als im Serum.

Schliesslich hat Mendel gegen die physikalische Theorie der Lymphbildung geltend gemacht, dass nach Infusion einer Lösung einer crystalloiden Substanz der Gehalt der Lymphe an dieser Substanz lange Zeit hindurch (30 Minuten und länger) höher gefunden werden kann als der Gehalt des Serums vor mehr als einer halben Stunde. Meinen Versuch, diese Thatsache aus dem langsamen Strömen der Lymphe zu erklären, weist Mendel zurück, indem er meint, die hier in Betracht kommenden Zeiten seien zu gross.

Ich habe es mir angelegen sein lassen, die Geschwindigkeit des Lymphstroms direct zu messen. Ich that dies auf doppelte Weise. Erstens bestimmte ich die Zeit, welche vergeht, ehe eine durch die Lymphgefässe des Beines (nach Unterbindung der Venen) resorbirte Substanz im Ductus thoracicus nachweisbar ist.

Zweitens stellte ich Vergiftungsversuche mittelst subcutaner Injectionen von Strychnin oder Cyankali an Thieren mit ununterbundenen bezw. unterbundenen Beinvenen an. — Die Zeitdifferenz in dem Eintritt der Vergiftungssymptome bei beiden Thieren giebt einen Maassstab für die Geschwindigkeit des Lymphstromes.

Es zeigte sich in beiden Versuchsreihen, dass die Fortbewegung der Lymphe eine ausserordentlich langsame ist, so dass die Zeit zwischen der Bildung der Lymphe in irgend einem Organ und dem Ausfliessen aus dem Ductus thoracicus eine halbe Stunde und länger dauern kann.

Auf diese Weise glaube ich auch den letzten Einwand Mendel's gegen die Transsudationshypothese widerlegt zu haben und ich bin der Ansicht, dass zur Zeit in der Lymphphysiologie keine Phaenomene bekannt sind, welche physikalisch nicht erklärt werden können und die Annahme einer secretorischen Thätigkeit der Capillarendothelien nöthig machen.

(Die ausführliche Mittheilung erscheint in Pflüger's Archiv.)

Abgedruckt im „*Archiv für Physiologie*", herausgegeben von E. du Bois-Reymond.

Verlag von Veit & Comp. in Leipzig.

VERHANDLUNGEN

DER

PHYSIOLOGISCHEN GESELLSCHAFT

ZU BERLIN.

Jahrgang 1895—1896. № 14. 15. 16. 17. 27. Juli 1896.

XIV. Sitzung am 12. Juni 1896.

Vorsitzender: Hr. E. DU BOIS-REYMOND.
Schriftführer: Hr. H. THIERFELDER.

1. Hr. Dr. LEVY, Ingenieur der Allgemeinen Elektricitäts-Gesellschaft (als Gast), hält den angekündigten Vortrag: Ueber Durchleuchtung des Thorax mittelst Röntgen-Strahlen.

Die Röntgen'sche Entdeckung theilt mit einer Reihe anderer ähnlich hervorragender und bedeutender Errungenschaften das Schicksal, dass sie zuerst auf Grund der Perspectiven, die sich zu eröffnen schienen, mit dem allergrössten Enthusiasmus aufgenommen, nachher aber, als der praktischen Anwendung sich Schwierigkeiten entgegen stellten, als weit weniger wichtig und belangreich angesehen wurde. Dem kühlen Beurtheiler war es von Anfang an klar, dass die Entdeckung thatsächlich weitgehendste praktische Verwendung finden könnte, dass diese Verwerthung jedoch nur dann eintreten würde, wenn wesentliche Verbesserungen und Vervollkommnungen zu Tage gefördert würden.

Die Hauptschwierigkeiten, die sich den verschiedenen Experimentatoren auf dem Gebiete der Röntgen-Strahlen entgegenstellten, beruhten im Wesentlichen auf der Construction der Röhren. Wir wollen uns daher zunächst mit diesen beschäftigen: Die ersten nach der Veröffentlichung Röntgen's angewandten Röhren schlossen sich im Allgemeinen an die bisher bekannte Form der Hittorff'schen an. Die Kathodenstrahlen gingen von einer ebenen oder schwach gewölbten Elektrode aus; der erste von ihnen getroffene feste Körper war die gegenüberliegende Stelle der Glaswand, hier wurde ein grünlicher Fluorescenzfleck erzeugt, der den Ausgangspunkt der Röntgen-Strahlen bildete. Diese Röhren hatten indess zwei wesentliche Nachtheile, indem sie weder wirksam noch scharf genug waren. Die Erfüllung dieser beiden Anforderungen setzt voraus, dass es zulässig ist, die Kathodenstrahlen in grosser Menge auf eine möglichst kleine Fläche zu concentriren. Dies ist jedoch, so lange Glas den Ausgangspunkt der X-Strahlen bildet, ausgeschlossen, da in Folge der starken Wärmewirkung der Kathodenstrahlen ein Schmelzen oder Springen an der getroffenen Stelle zu befürchten ist. Es war daher ein wesentlicher Fortschritt, als man, wahrscheinlich in Erinnerung an die Röhre, welche bereits Crookes zur Demonstration der Wärmewirkung der Kathodenstrahlen verwandte, zu einer Form überging, bei welcher in der Mitte der Kugel sich ein Platinblech befindet. Auf diesem werden die Kathodenstrahlen concentrirt und erzeugen hier die Röntgen-Strahlen. Die ursprüngliche Anschauung, wonach die X-Strahlen nur an der inneren Stelle der Glaswand entstehen können, wurde durch diese Versuche sofort als irrig erwiesen; thatsächlich ist man wohl jetzt allgemein der Ansicht, dass sie an jedem in den Gang der Kathodenstrahlen eingeschalteten Körper gebildet werden. Meines Erachtens gehen Röntgen-Strahlen überall von da aus, wo Kathodenstrahlen auf einen Körper treffen, der eine elektrische Spannungsdifferenz gegenüber der Kathode selbst aufweist. Dies ist aber bei allen innerhalb der Röhren befindlichen Körpern der Fall, weil fast die ganze Röhrenwand, ausgenommen die der Kathode sehr nahe gelegenen Theile derselben, mehr oder weniger auf dem Spannungszustande der Anode sich befindet, demnach auch jeder an der Glaswand befestigte und in die Röhre hineinragende Körper annähernd Anodenspannung hat. Da hiernach die Röntgen-Strahlen nur von anodisch geladenen Körpern, wenn auch nicht immer von der eigentlichen Anode ausgehen, so sind sie mit Recht als Anodenstrahlen anzusehen, welche natürlich in vielen Beziehungen mit den Kathodenstrahlen verwandt sein mögen. Jener erste feste Körper, auf den die Kathodenstrahlen trafen, war bei den früheren Röhrenformen eben die innere Glaswand, deswegen wurde diese zum Ausgangspunkte der Röntgen-Strahlen; bei den letzteren Formen ist es, wie bemerkt, fast durchgängig ein Platinblech, welches in der Mitte der Röhre sich befindet.

Alle nach diesem letzterwähnten Principe hergestellten Röhren haben nun zunächst den Vorzug, dass die der Erhitzung ausgesetzte Stelle nicht mehr das leicht schmelzbare Glas, sondern das schwer schmelzbare Platin ist, so dass durch stärkere Concentration der Kathodenstrahlen grössere Wirksamkeit und Schärfe bei vermehrter Haltbarkeit sich erzielen lassen. Der zweite Vortheil beruht darauf, dass anscheinend die erzeugten Röntgen-Strahlen um so intensiver sind, je stärker das Material des Körpers, an dem sie erzeugt werden, die Strahlen selbst absorbirt. Glas absorbirt verhältnissmässig weit weniger die X-Strahlen als Platin, dadurch wird die Verwendung dieses Materials wesentlich vortheilhafter.

Eine solche Röhre der eben beschriebenen Art mit zwei Elektroden, von denen die eine, die Kathode, aus Aluminium, die andere aus Platin gebildet sein mag, liefert unter Umständen gute Ergebnisse, dennoch hat die Allgemeine Elektricitäts-Gesellschaft, in deren Auftrag und Laboratorium die Untersuchungen, über die ich Ihnen heute berichte, angestellt worden sind, eine andere Gestalt gewählt, die ich Ihnen in Kurzem beschreiben möchte.

Die Röntgen-Röhren der Allgemeinen Elektricitäts-Gesellschaft haben drei Elektroden, von denen die eine in der Mitte zwischen den beiden anderen gelegene, aus den oben erwähnten Gründen aus Platinblech entsteht, während die beiden anderen durch einen Aluminium-Hohlspiegel gebildet sind. Die Verwendung zweier äusserer Elektroden und eines isolirten Platinbleches in der Mitte zum Auffangen der Kathodenstrahlen ist bereits bekannt.[1] Diese Röhre hatte den Vorzug, dass man in der Lage war, ent-

---

[1] Vgl. den Vortrag des Hrn. Dr. Cowl *in dieser Gesellschaft* am 24. April 1896.

weder die eine oder die andere der beiden äusseren Elektroden als Kathode zu benutzen und somit die vortheilhaftere sich auszuwählen. Der Grund, der uns veranlasste, auch das mittlere Blech zur Elektrode zu machen, und zwar zur Anode, geht aus der oben mitgetheilten Auffassung der X-Strahlen deutlich hervor. Ist diese richtig, so wird auch die Folgerung berechtigt sein, dass man eine um so wirksamere X-Strahlung erzielt, je höher die Spannungsdifferenz ist, welche an der Auftreffstelle der Kathodenstrahlen ausgeglichen werden muss. Dies ist aber dann der Fall, wenn diese Auffangstelle direct die Spannung der Anode besitzt.

Die Röhren werden nun in ihrem Vacuum den Inductorien der verschiedensten Funkenlängen angepasst, zunächst solchen von 5 bis 20 ^{cm}.[1] Man erzielt mit ihnen selbst bei den kleineren Inductorien gute Wirkungen. In dieser Hinsicht bemerke ich nur, dass wir mit einem Apparate von $3^1/_2$ ^{cm} Funkenlänge innerhalb zwei Minuten das Bild einer Hand erhalten haben, auf welchem schon Knochenbälkchen zu sehen sind. Der Abstand war allerdings gering und betrug 10 ^{cm}. Weit grösseren Werth legten wir jedoch auf die Möglichkeit, durch Vergrösserung der Intensität der Röhren direct Bilder des Körperinneren an einem Fluorescenzschirme hervorzurufen, und es ist uns thatsächlich gelungen, mittelst eines Inductoriums von 15 bis 20 ^{cm} Funkenlänge, unseren Röntgen-Röhren sowie einem guten Bariumplatincyanürschirme alle Theile des menschlichen Körpers, selbst bei Erwachsenen beliebiger Statur, sofern sie nicht zu fettleibig sind, und vor allen Dingen auch viele innere Theile des Körpers der Beobachtung zugänglich zu machen.

Ich bemerke hierzu von vornherein einmal, dass zur Erzeugung eines den thatsächlichen Verhältnissen entsprechenden, nicht perspectivisch verzeichneten Bildes eine richtige Lage von Lichtquelle, Object und Schirm zu einander nöthig, sodann, dass zur Erkennung von Einzelheiten theilweise einige Uebung erforderlich ist, die man sich jedoch unschwer aneignen kann. Ferner erwähne ich, dass nicht etwa alles, was ich Ihnen als am Fluorescenzschirme sichtbar bezeichnen werde, neu gefunden ist. Es ist vielmehr bereits in englischen, amerikanischen und deutschen Zeitschriften angegeben, dass die Knochen der oberen Extremitäten, Schlüsselbein, Wirbelsäule, Rippen und Kniegelenk direct erkannt worden sind. Buka hat auch mitgetheilt, dass er bereits die Bewegung von Zwerchfell und Rippen bei der Athmung und auch die Umrisse des Herzens, jedoch nicht dessen Bewegung erkannt habe.

Ich erwähne daher nur kurz, dass die Knochen der oberen wie der unteren Extremitäten und die Thätigkeit in den Gelenken mit unseren Röhren leicht erkennbar sind und gehe sodann gleich zur Betrachtung des Durchleuchtungsbildes des Kopfes über. Hier verschwinden zunächst die Haare vollständig, dagegen treten die Kopfhaut in ihrer Dicke, sowie die Höhlen der Schädel- und Gesichtsknochen, so die Stirnhöhle und Highmorshöhle deutlich hervor. Ferner können Stirnbein, Nasenbein, Oberkiefer- und Unterkieferknochen unterschieden werden. Am Halse sind die Luftröhre, das Zungenbein, der Kehlkopf, auch die Bewegung dieser Theile beim Schlucken,

---

[1] Nach den bisherigen Erfahrungen erreicht man mit Röhren für grössere Funkenlängen keine merklich grössere Intensität.

sowie endlich die Wirbel zu erkennen, bei letzteren kann man mit besonders guten Röhren auch die einzelnen Wirbel unterscheiden.

Bezüglich der Knochen des Rumpfes erwähne ich, dass das Knochengerüst des Brustkastens, das Schulterblatt mit seinen Fortsätzen, die vorderen wie die hinteren Theile der Rippen und die Wirbelsäule klar hervortreten, dagegen ist das Becken, so wie das Hüftgelenk schwieriger zu unterscheiden, wenn auch die Umrisse bei guten Röhren erkennbar sind. Bei Durchstrahlung des Brustkorbes sieht man zunächst in der Mitte des Schirmes einen breiten dunklen Streifen senkrecht von oben nach unten verlaufen, es stellt dieser die Wirbelsäule dar. Unten erscheint eine ebenfalls dunkle nach oben gewölbte Kuppe, deren obere Grenze durch das Zwerchfell gebildet ist. An der linken Seite des Bildes erscheint unter dem Zwerchfell die Leber, während rechts je nach dem Luftfüllungszustande kleinere oder grössere Theile des Magens sichtbar sind. Bei der Athmung bewegen sich Zwerchfell und mit diesem die Leber senkrecht auf und nieder in einer Ausdehnung, welche bei Tiefathmung des gesunden Menschen 5 bis 7 ^{cm} beträgt und jedenfalls mit Leichtigkeit zu messen ist. Oberhalb der Zwerchfellkuppe erkennt man deutlich ein Schattenbild, welches der bekannten Form des Herzens entspricht und im Wesentlichen aus einem dunklen centralen und einem helleren umgebenden Theile besteht. Man beobachtet auch alsbald rhythmische Bewegungen, die man unschwer als Zusammenziehungen und Erweiterungen erkennen kann. Die Erscheinung wird um so leichter wahrnehmbar, wenn man die Herzspitze aufsucht und von hier aus die Bewegungen den Umrissen entlang weiter verfolgt.

Bezüglich der Bauchorgane sind wir noch mit Untersuchungen beschäftigt, es liegt hier die Schwierigkeit vor, an dem Gesammtschattenbilde die Einzeltheile zu erkennen, da sich ihre Durchlässigkeit für die X-Strahlen nicht wesentlich von einander unterscheidet. Man wendet daher folgerichtig Methoden an, durch welche die Durchlässigkeit der einzelnen zu erkennenden Organe künstlich durch Einführung geeigneter Mittel gegen ihre Umgebung verändert werden kann. Dieses allgemeine Verfahren habe ich in Verbindung mit Hrn. Prof. Grunmach und Hrn. Dr. René du Bois-Reymond, welche die Güte hatten, mir in der letzten Zeit bei meinen Untersuchungen zur Seite zu stehen, auf Anregung des letzteren Herrn zunächst mit sehr schönem Erfolge auf die Erkennung der Magengrenze angewandt. Es handelte sich hierbei um ein junges Mädchen von 15 Jahren, das nach Einfuhr einer geeigneten Brausemischung ein klares Bild der Zwerchfellkuppe und des Fundus des Magens bot, und zwar hob sich dieser sehr hell gegenüber Leber, Herz und Zwerchfell ab. Zweifellos ist mit diesem Versuche der Beobachtung des Magens ein weiterer wichtiger Schritt in der Erkennung der inneren Organe gethan. Durch diesen Erfolg ermuthigt, sind wir zur Zeit mit Versuchen beschäftigt, durch Entleerung des Darmcanales und Einfuhr von geeigneten Mitteln in denselben auch weitere Unterleibsorgane bezüglich Lage und Ausdehnung erkennbar zu machen.[1]

---

[1] Diese Versuche haben inzwischen ergeben, dass bei Anfüllung des vorher entleerten Darmes mit Luft deutlich als helle Partien die Conturen des Colon descendens und ascendens und Einschnürungen derselben sowie undeutlich das Colon transversum sichtbar wurden. Colon ascendens wird am besten bei Durchleuchtung von vorn nach

Für die weitere Verwerthung der X-Strahlen dürfte vielleicht ein Apparat Bedeutung besitzen, der von mir construirt wurde, um Dimensionen von inneren Organen auf Grund der directen Beobachtung am Fluorescenzschirme messend festzustellen. Der Apparat besteht im Wesentlichen aus einem an einem Stativ befestigten, mit einer Theilung versehenen Stab, an dem einerseits der Fluorescenzschirm, andererseits mittelst eines Gleitstückes die Röhre so angebracht ist, dass sie in der Strahlenrichtung verschoben und ihre jedesmalige Entfernung von dem Schirme abgelesen werden kann. Die zu untersuchende Person wird zwischen Schirm und Röhre gebracht. Das Princip des Apparates ist ausserordentlich einfach. Wenn die Herren sich einen Schnitt durch den Körper in einer beliebigen Ebene so gelegt denken, dass diese die gesuchte Dimension sowie die Strahlenquelle enthält, so wird an dem vor die andere Seite des Körpers gehaltenen Fluorescenzschirme jene gesuchte Strecke in einer bestimmten Länge erscheinen, die direct durch Messung abgelesen werden kann. Wird nun die Lichtquelle um ein bestimmtes Stück zurückgeschoben, so wird sich das Bild auf dem Fluorescenzschirme entsprechend verkleinern. Die Grösse des verkleinerten Bildes wird wiederum mit einem Maassstabe festgestellt; aus den beiden Messungen kann man dann zwei Unbekannte auf Grund der einfachen Sätze der Aehnlichkeit ausrechnen: die gesuchte Ausdehnung des Organes und die Entfernung von der Körperoberfläche. Hierbei ist zunächst vorausgesetzt, dass die Schirmebene parallel zu der gesuchten Dimension liegt. Eine genaue Beschreibung des Apparates unter Angabe der Berechnung und sonstiger Einzelheiten muss ich mir für eine andere Stelle vorbehalten. — Eine weitere Construction möchte ich noch kurz erwähnen, die sich bei unseren Demonstrationen ebenfalls als Bedürfniss herausgestellt hat, um die einzelnen Theile des menschlichen Körpers kurz hintereinander zu durchleuchten, ohne dass das langwierige Verschieben der Lichtquelle an einem Stativ erforderlich ist. Wie bereits oben bemerkt, müssen nämlich Lichtquelle, das zu untersuchende Object und der Schirm sich immer in bestimmter Stellung zu einander befinden, und zwar ist dieselbe abhängig von der topographischen Lage des Organes. In der Erwägung, dass es in sehr vielen Fällen günstig sein wird, wenn die zu untersuchende Persönlichkeit eine liegende Stellung einnehmen kann, haben wir die Construction derart getroffen, dass diese auf einem mit Segeltuch überspannten tischartigen Gestell zu liegen kommt, unterhalb dessen die Röhre durch Verschiebung in der Längs- und Querrichtung jede beliebige Lage erhalten kann. Natürlich ist Vorsorge getroffen, dass die Röhre in Contact bleibt mit den Stromzuführungsdrähten, so dass sie auch während der Verschiebung immer im Betriebe ist. Dieser oder ein ähnlich construirter „Durchleuchtungstisch" dürfte vielleicht in vielen Fällen, besonders in Krankenhäusern, Lazarethen etc. Verwendung finden können.

Es bedarf kaum der Erwähnung, dass sich unsere Verbesserungen auch für die photographische Aufnahme bewähren. Wir verdanken der Güte des

hinten, descendens bei umgekehrter Richtung erkennbar. Durch die Anfüllung dieser Organe treten ferner die Darmbeinschaufeln, besonders scharf die linksseitige, hervor. Zunächst genüge hier diese vorläufige Mittheilung, da die Versuche noch nicht abgeschlossen sind.

Hrn. Prof. Goldstein, eines der verdienstvollsten Pioniere auf diesem Gebiete, eine Anzahl Bilder von Händen und Füssen, die mit Allgemeinen Elektricitäts-Gesellschaftsröhren aufgenommen wurden, und sich durch ungewöhnliche Schärfe und Feinheit des Details auszeichnen. Die Expositionsdauer betrug 1 bis 2 Minuten, da sich dieselbe Feinheit der Zeichnung, bei Anwendung der Mittel, die man vorgeschlagen hat, um die Expositionszeit abzukürzen (Verstärkungsschirme aus fluorescirenden Substanzen) bei dem heutigen Stande der Technik nicht erreichen lässt.

2. Hr. René du Bois-Reymond theilt im Anschluss an vorstehenden Vortrag mit: Während es einer gewissen Einübung bedarf, die pulsirenden Umrisse des Herzens auf dem Fluorescenzschirme zu unterscheiden, ist die dem Zwerchfell entsprechende Grenze zwischen dem hellen Gebiete der Lunge und dem dunklen der Bauchorgane beim ersten Blick zu erkennen. Ueberraschend schön zeigt sich die Gestaltveränderung der Zwerchfellkuppe beim Athmen. Während des Expiriums zeigt das erschlaffte Zwerchfell eine gleichmässige Rundung, deren unterer Verlauf sich der Thoraxwand asymptotisch anschliesst. Beim Inspirium dagegen macht sich eine deutliche Ecke zwischen dem horizontalen annähernd ebenen Centrum tendineum und der geradlinig angespannten Musculatur bemerkbar, die sich von der Brustwand so weit abhebt, dass eine breite helle Fläche, die Projection des Traube'schen Raumes, in dem Winkel zwischen Zwerchfell und Brustwand sichtbar wird. Man kann also hier am lebenden unversehrten Menschen eine Thatsache unmittelbar beobachten, die bisher nur auf Grund theoretischer Erwägung, der Beobachtung am Thiere und der Ergebnisse der Percussion angenommen worden war.

3. Hr. Grunmach berichtet über die Ergebnisse seiner Untersuchung bei mehreren Krankheitsfällen mit Hülfe der Röntgen-Strahlen, um die Bedeutung der neuen Untersuchungsmethode auch für die Diagnostik innerer Erkrankungen hervorzuheben.

In einem Falle von Arterio sclerosis, der einen Mann von 56 Jahren betraf, der über Beschwerden in der Herzgegend klagte, ergab die Untersuchung der Arteria radialis und ulnaris mit dem Fluorescenzschirme entsprechend der durch die Palpation nachweisbaren Verkalkung des ersteren Gefässes deutlich schmale Schattenstreifen neben den breiten Schattenbildern des Radius und der Ulna. Ferner, präsentirte sich das Schattenbild des Zwerchfelles tiefer untenstehend als in der Norm und machte bei tiefster Inspiration nur Excursionen von etwa $1^1/_2$ ^{cm}, während dieselben unter normalen Verhältnissen 5 bis 6 ^{cm} betragen. Bei der Betrachtung der Herzgegend durch den Schirm zeigte sich der Herzschatten gegenüber dem normalen nicht vergrössert, nur war derselbe etwas dunkler. Etwa in der Gegend der Coronararterien zeigten sich sowohl in ihrem horizontalen als auch in dem senkrechten Verlaufe, aber hier spärlicher, intensiv dunkle, feine, kleine Streifen. Endlich war vom Herzschatten nach oben aufsteigend ein stark dunkel contourirter breiter, sich bewegender Schatten bemerkbar, der die doppelte Breite des sich dort sonst bewegenden, normalen Schattenbildes hatte. — Es ergab sich also aus der Untersuchung dieses Falles mit den Röntgen-Strahlen ein Tiefstand des Zwerchfelles, verbunden mit auffallend verminderter Excursionsfähigkeit desselben. Ferner liessen sich die Schattenbilder der Aorta ascendens und die der Arteriae coronariae cordis, abgesehen von. denen der Arteria radialis und ulnaris als Verkalkungen dieser Gefässe schon zu einer Zeit diagnosticiren, in der die Erkenntniss dieser Veränderungen mit unseren bisherigen Untersuchungsmethoden noch nicht möglich war. — Der zweite Fall betraf einen jungen Mann von 26 Jahren, der vor $1^1/_2$ Jahren an Lungenblutungen von mir behandelt wurde, dessen Mutter seit Jahren an Phthisis pulmonom leidet, und in dessen Lungen sich trotz Klagen über Athembeschwerden zuletzt sich nichts besonderes nachweisen liess. Bei der Durchstrahlung seiner Lungen zeigten sich rechterseits drei bis vier dunklere Partien, während die normalen Lungen bei Durchleuchtung mit Röntgen-Strahlen hell und durchsichtig erscheinen müssen, wie dies auch bei der linken Lunge des Patienten der Fall war. Es folgt aus diesem Befunde, dass die Entzündung in den früher afficirten Theilen der rechten Lunge zu Verkalkungen geführt hat, die mit Hülfe der Röntgen-Strahlen sichtbar waren.

Dass die neue Untersuchungsmethode sich aber auch für die Aetiologie von inneren Erkrankungen verwerthen lassen könne, zum Beweise dafür ging Hr. Grunmach noch auf zwei Fälle von Insufficientia valvulae mitralis näher ein, die beide etwa die gleiche Vergrösserung des Herzens durch die Percussion nachweisen liessen. Entsprechend dem Ergebniss der Percurssion fielen auch in beiden Fällen die Schattenbilder des Herzens bedeutend vergrössert aus. Während aber in dem einen Falle eine starke Hypertrophie des linken Ventrikels und zugleich damit ein stark gespannter Radialpuls auffälliger Weise festgestellt wurde, fehlten diese beiden Symptome bei dem zweiten Falle. In dem ersteren Falle zeigte sich bei der Durchleuchtung der oberen Brustpartie oberhalb des vergrösserten Herzschattens wieder ein breiter, tief dunkel contourirter, sich bewegender Schatten, während derselbe in dem zweiten Falle kaum halb so gross und viel heller erschien. — Jener breitere, dunkle Schatten hatte die grösste Aehnlichkeit mit dem entsprechenden Bilde des zuerst beschriebenen Krankheitsfalles von Arteriosclerosis und liess sich auch hier durch Verkalkung der Aorta ascendens erklären. — Demnach war Arterio sclerosis als aetiologisches Moment für den ersteren Herzklappenfehler anzunehmen, während bei dem zweiten Vitium cordis aus dem Fehlen jenes abnormen Schattenbildes die Aetiologie eine andere sein musste. Der letztere Herzfehler liess sich, wie so häufig, einfach auf einen Gelenkrheumatismus zurückführen. — Aus der Durchleuchtung der Körperhöhlen bei Gesunden und Kranken mit Hülfe der Röntgen-Strahlen hat sich ergeben, dass man aus den so gewonnenen Bildern der inneren Organe unter pathologischen Bedingungen maassgebende, diagnostische Schlüsse ziehen kann. Unter Anwendung der Röntgen-Strahlen können bei der Krankenuntersuchung nicht allein die durch unsere jetzigen Untersuchungsmethoden erzielten Resultate bestätigt, sondern auch pathologische Zustände schon zu einer Zeit erkannt werden, in der unsere bisherigen Methoden zur Erkenntniss jener Zustände noch nicht ausreichen. Mit Hülfe der Röntgenröhre und des Fluorescenzschirmes lassen sich sogar Organveränderungen sichtbar machen, die mit den bis jetzt üblichen Untersuchungsmitteln überhaupt nicht erkennbar sind.

XV. Sitzung am 26. Juni 1896.

Vorsitzender: Hr. E. du Bois-Reymond.
Schriftführer: Hr. N. Zuntz.

1. Hr. J. Hirschberg hält den angekündigten Vortrag: Ueber Blutgefässe der Hornhaut (mit Vorweisung von Praeparaten des Hrn. Prof. Schöbl).

Die Frage nach Blutgefässen der durchsichtigen Hornhaut hat eine dreifache Wurzel: erstlich die ärztliche Betrachtung lebender erkrankter Menschenaugen; zweitens die anatomische Untersuchung der herausgenommenen, hauptsächlich der künstlich eingespritzten Augen, sowohl des Menschen als auch, zum Vergleich, der anderen Wirbelthiere, natürlich auch mit Berücksichtigung der embryonalen Verhältnisse; drittens die Untersuchung jenes durchsichtigen Lichtfensters mit Hülfe des Augenspiegels.

Die Reihenfolge, welche ich erwähnt habe, entspricht auch dem zeitlichen Auftreten in der Geschichte der Wissenschaft, nur dass die einmal gewonnene Untersuchungsart auch für die späteren Zeitabschnitte erhalten blieb, so dass zuletzt in der zweiten Hälfte unseres Jahrhunderts alle drei in gegenseitiger Ergänzung uns entgegentreten.

Also der erste Forscher auch auf diesem Gebiet war der Arzt. Allerdings finde ich bei den alten Griechen, wenigstens in den uns hinterlassenen Resten, keinen recht deutlichen Hinweis auf die Blutgefässe der Hornhaut.

Aber die Araber haben zum mindesten eine Art, nämlich die im Gefolge der aegyptischen Augenentzündung über die Hornhautvorderfläche des Menschen verlaufenden Blutgefässe, die ja dem unbewaffneten Auge ganz bequem sichtbar werden, durchaus klar und unzweideutig geschildert. Kein Wunder, dass in der ersten Hälfte unsres Jahrhunderts, als nach den Kriegen von Napoleon Bonaparte die Aufmerksamkeit der Aerzte wieder auf die aegyptische oder militärische Augenentzündung hingelenkt worden, man auch die sogenannten pannösen (d. h. wörtlich lumpigen) Blutgefässe der Hornhaut genauer zu betrachten anfing.

Joseph Beer in Wien hat in seinem klassischen Lehrbuch (1813 bis 1817) gelungene Abbildungen des dichten Pannus geliefert und auch der mit Gefässneubildung verbundenen scrofulösen Hornhautentzündung.

Aber die krankhaften Verhältnisse kann ich in dieser physiologischen Gesellschaft nur kurz berühren. Ich wende mich sofort zu der anatomischen Untersuchung. Brauchbare Ergebnisse konnte diese natürlich erst liefern seit der Einspritzung der feinen Blutgefässe mit flüssigen, nachträglich erstarrenden Massen, wie sie wohl zuerst Friedrich Ruysch in der zweiten Hälfte des 17. Jahrhunderts zu einer besonderen Kunst ausgebildet hat. Man sah nun an sonst gut und vollkommen eingespritzten Augen die bis in den Rand der durchsichtigen Hornhaut hineinragenden Blutgefässe der Augapfelbindehaut wie abgeschnitten endigen und gab sich demgemäss der Vermuthung hin, dass diese Blutgefässe durch die gesammte Ausdehnung der Hornhaut hindurch in sogenannte seröse Gefässe sich fortsetzen, deren Feinheit nur der Blutflüssigkeit, nicht aber zugleich den Blutkörperchen den Eintritt verstatte, während bei entzündlicher Erweiterung dieser Gefässe auch Blutkörperchen eindringen könnten.

Eine gewichtige Stütze erhielt diese Lehre durch das berühmte Injectionspraeparat von Römer in Wien (1835), welches die angeblich normale Hornhaut eines zweimonatlichen Kindes durch und durch von baumförmig verästelten Blutgefässen durchsetzt zeigt. Sogar der Altmeister Hyrtl hat diese serösen Gefässe zuerst auch angenommen,[1] später allerdings ganz entschieden bestritten. Dieser Forscher injicirte 1869 [2] den Kopf eines achttägigen, an Lungenentzündung verstorbenen Kindes und fand an beiden anscheinend gesunden Augen ein der oberflächlichsten Hornhautschicht angehörendes, praecorneales Gefässnetz, das von allen Seiten her bis in den Mittelpunkt der Hornhaut vordringt; und spricht die Ueberzeugung aus, dass es sich hier um Persistenz der embryonalen Hornhautgefässe handle.[3]

In voller Uebereinstimmung mit Hyrtl befindet sich Waldeyer in seiner klassischen Darstellung der mikroskopischen Anatomie des Auges und Gegenbauer in der neuesten Auflage seines vortrefflichen Lehrbuches (1896).

Auf diesem Gebiet hat erst Prof. Schöbl in Prag, einer der ersten Meister der Einspritzungskunst, sichere Grundlagen geschaffen durch eine Arbeit, die von ihm in meinem Centralblatt für praktische Augenheilkunde Nov. 1886 veröffentlicht ist, die aber selbst in den neuesten Lehrbüchern der Anatomie, z. B. dem von Gegenbauer (1896), die gebührende Beachtung noch nicht gefunden hat.

Schöbl erklärte das berühmte Römer'sche Praeparat, das schon Hyrtl als Pannus corneae aufgefasst, für pathologisch und zwar für Keratitis profunda; er erklärte das schöne Hyrtl'sche Praeparat gleichfalls für pathologisch und zwar für Keratitis superficialis vasculosa. So regelmässig in beiden Fällen die Gefässbildung der Hornhaut erschien, so sehr sie geeignet war, den Eindruck eines angeborenen Zustandes bei den ausgezeichnetsten Anatomen hervorzurufen, — die klinische Beobachtung am lebenden Auge hat uns so häufig Gelegenheit gegeben, das Entstehen, die Neubildung ebenso regelmässiger Blutgefässe durch Krankheit in der von Geburt gefässlosen Hornhaut unmittelbar und Schritt für Schritt zu beobachten, dass ein Zweifel an dem pathologischen Zustand beider Praeparate nicht mehr zulässig erscheint.

Schöbl kam nun auf Grund seiner zahlreichen Einspritzungspraeparate zu folgenden Sätzen:

1. Ein praecorneales Gefässnetz, wie es bis heute allgemein für das foetale Auge des Menschen und der Säugethiere angenommen wird, existirt nicht.

---

[1] *Lehrbuch der Anatomie.* 1859. VI. Aufl. S. 123.

[2] *Sitzungsberichte der Akademie der Wissenschaften.* Wien 1870. Bd. LX, IV. S. 770. — Vergl. auch J. Hyrtl, Persistenz der embryonischen Blutgefässe der Hornhaut. *Topographische Anatomie.* 1871. Bd. I. VI. Aufl. S. 243.

[3] „Die Hornhaut des menschlichen Embryon führe Blutgefässe: wenn der „Integumental-Ueberzug“ des embryonischen Auges sich zurückbilde, könne das Blutgefässnetz auf der Hornhaut abnormer Weise sich erhalten.“

2. Ausser dem oberflächlichen bekannten Randschlingennetz existirt bei Menschen und Thieren, bald mehr, bald weniger entwickelt, ein zweites System tiefer Randgefässschlingen.[1]

3. Die pathologischen Blutgefässe bei oberflächlichen (cutanen oder conjunctivalen) Hornhautentzündungen entspringen aus dem oberflächlichen Randschlingennetz, welches mit den conjunctivalen und episcleralen Blutgefässen in Verbindung steht; die pathologischen Blutgefässe bei tiefen (scleralen) Hornhautentzündungen hingegen entstehen von den tiefen Randgefässschlingen, welche mit scleralen Blutgefässen zusammenhängen.

4. Die oberflächlichen, neugebildeten Blutgefässe der Hornhaut verästeln sich baumförmig, die tiefen hingegen besenreiserförmig, die Arterie stets von der entsprechenden Vene begleitet.

Durch die Güte des Hrn. Prof. Schöbl, dem ich auch an dieser Stelle meinen besten Dank ausspreche, bin ich in Stand gesetzt, Ihnen seine kostbare Sammlung von zahlreichen, zum Theil unersetzlichen Einspritzungspraeparaten vorzulegen, damit denjenigen, die, wie ich selber, nicht in der Lage waren, selbständige anatomische Untersuchungen hierüber anzustellen, Gelegenheit geboten werde, durch eigene Anschauung sich ein Urtheil über die in Betracht kommenden Fragen zu bilden.

Ich komme nun zu der dritten Untersuchungsart, der mit dem Augenspiegel.

Schöbl hatte bereits die Entwicklung der neugebildeten Blutgefässe der Hornhaut mit der Lupe am Lebenden verfolgt. Ich selber hatte schon seit Jahren die neugebildeten Blutgefässe der Hornhaut mit der Lupe studirt und zwar nicht bloss bei dem auffallenden Licht der seitlichen Beleuchtung, sondern auch, was in den meisten Fällen weit lehrreicher und ergiebiger ist, bei durchfallendem Licht, d. h. mit dem Lupenglas hinter dem Augenspiegel; und hatte in demselben Heft des Centralblatts für Augenheilkunde (Nov. 1886) die besenreiserähnliche Vertheilung der tiefen neugebildeten Gefässe nach klinischer Beobachtung eines Falles von sogenannter diffuser Hornhautentzündung abgebildet.

Wie die sternkundigen Araber einen Stern fünfter Grösse im Schwanz des grossen Bären als Prüfer bezeichneten, weil sie ihn zur Prüfung der Sehkraft benutzten;[2] so hatte ich[3] auf meinem kleinen Gebiet hierzu seit langer Zeit die neugebildeten Blutgefässe benutzt, welche nach der sogenannten diffusen Hornhautentzündung zurückbleiben. In einzelnen Fällen sind sie mit blossem Auge sichtbar, meistens ist aber Vergrösserung des Bildes nothwendig.

Ich benutze, bei auffallendem Licht, also bei seitlicher Beleuchtung, die kleine Hartnack'sche Lupe, die von Farbenzerstreuung und Strahlenabirrung (Bildverzerrung) ganz frei ist und eine genügende, etwa zehnfache

---

[1] Gerlach hat dieselben auch schon gesehen.

[2] Der kleine Stern Alkor, unser „Reuterchen", fünfter Grösse, der im Schwanz des grossen Bären 11 Minuten entfernt steht von Mizar, dem mittleren Stern zweiter Grösse, wurde von den Arabern Saïdak, der Prüfer, genannt, weil man an ihm die Sehkraft zu prüfen pflegte. Humboldt, *Kosmos*, Bd. III, II, S. 43.

[3] *Deutsche medic. Wochenschrift.* 1888, Nr. 25 und Eulenburg's *Realencycl.* Bd. II, Ophthalmoscopie.

Vergrösserung gestattet. Aber weit mehr ist bei durchfallendem Licht zu sehen. Das Auge bietet uns den Vortheil der Durchsichtigkeit. Wir haben nur hinter dem Augenspiegel ein starkes Sammelglas von zwei oder drei Zoll Brennweite (von 20 bezw. 13 Dioptrien, also von vier oder dreifacher Vergrösserung) anzubringen und uns dem zu untersuchenden Auge, dessen Pupille vorher durch Atropineinträuflung erweitert worden, genügend anzunähern.

Die durch Lues bedingte diffuse Hornhautentzündung verläuft immer mit Neubildung von Blutgefässen. Diese neugebildeten Blutgefässe schwinden niemals wieder vollständig. Wenigstens habe ich sie ebenso wohl nach 6 Monaten, wie nach 1 Jahr, nach 2, 3, 4 Jahren, ja selbst 6, 8, 13, 20 Jahren nach dem Beginn der Hornhautentzündung sicher vorgefunden. Mag die Hornhaut auch dem unbewaffneten Auge wieder vollkommen durchsichtig erscheinen, mag das vorher getrübte Auge auch wieder die feinste Schrift zu lesen im Stande sein; die Lupe hinter dem Augenspiegel enthüllt uns, dass viele Dutzende von besenförmigen, tiefen Gefässchen aus dem Randtheil gegen die Mitte der Hornhaut vordringen und hier mit den von der entgegengesetzten Seite kommenden sich vereinigen. Also diese optische Untersuchung ist berufen, in so manchem Falle das Bestehen einer wichtigen Allgemeinkrankheit, der angeborenen Lues, festzustellen. Doch mehr als diese klinische Thatsache wird die physiologische Sie interessiren, dass ein immerhin grösserer und wichtiger Theil eines Gliedes vom menschlichen Körper, wie des Auges Hornhaut, von Natur gefässlos und nur durch Saftströmung ernährt, durch Krankheit eine ganz vollständige und so regelmässige Gefässneubildung erhalten kann, dass die berühmtesten Anatomen dadurch getäuscht wurden; und dass dieser Theil bei der neuen Ernährung durch Blutgefässe ruhig fortlebt und seine wichtige Thätigkeit, als durchsichtiges Lichtfenster, nahezu ungestört, weiter entfaltet bis zum natürlichen Ende des Lebens. Es ist schon schwierig, ähnliche Fälle von gleicher Klarheit aufzufinden, noch schwieriger aber das Gegenstück dazu, dass ein von Natur auf Blutgefässernährung angewiesener Theil, nach vollständigem Verlust der Blutgefässe ruhig weiterlebt und seine angestammte Thätigkeit weiter entfaltet.

Natürlich giebt es noch andere Vorgänge, namentlich Entzündungen, in der Hornhaut, nach denen Blutgefässe dauernd zurückbleiben. Ueberhaupt ist die Meinung irrig, dass die neugebildeten Blutgefässe der Hornhaut wieder verschwinden, wie der Mohr, der seine Schuldigkeit gethan. Tiefere Geschwüre der Hornhaut heilen unter Neubildung von Blutgefässen, die von dem Rande der Hornhaut zu dem Geschwürsboden hinziehen und offenbar den Ernährungsstoff herbeischaffen.

Untersucht man nun einen solchen weissen Narbenfleck, der von einem tiefen Hornhautgeschwür zurückgeblieben ist, nach Jahren mit der Lupe hinter dem Augenspiegel, so findet man zu seiner Ueberraschung, dass das Narbengewebe ganz und gar durchsetzt ist von Blutgefässen, deren Hauptstämme bis zum Hornhautrand und darüber hinaus bis zu den vorderen Bindehautgefässen oberhalb der Lederhaut sich verfolgen lassen, während das ganze gewölbbogenartige Randschlingennetz rings herum in den angrenzenden Theil der Hornhaut hinein vorgeschoben ist. Aber die von dem Narbenfleck freien Theile der eigentlichen Hornhaut sind gefässlos.

Auch das gewöhnliche Fell der körnigen Bindehautentzündung, der sogenannte Pannus trachomatosus, ist ganz eigenartig. Zuerst werden die (aus den vorderen Bindehautgefässen entstehenden) oberflächlichen Randschlingen in die eigentliche Hornhaut hinein, gemeinhin von ihrem oberen Rande her, vorgeschoben. Allmählich rückt das Gefässnetz von oben her weiter vor, bis zur Mitte der Hornhaut. Schliesslich ist die ganze Hornhautvorderfläche von einem oberflächlichen Gefässnetz überzogen, dessen breite venöse Stämme einerseits am Hornhautrande in die der Bindehaut übergehen, andererseits vor der Pupille durch Schlingen aus feineren arteriellen Gefässen ihren Ursprung nehmen oder durch Bögen in benachbarte Venen übergehen. Noch viele Jahre nach scheinbarer Ausheilung kann man diese Blutgefässe nachweisen.

M. H.! Die neugebildeten Blutgefässe der Hornhaut sind nicht bloss geeignet, zur besseren Erkenntniss, sei es von örtlichen Augenkrankheiten, sei es von Allgemeinleiden, beizutragen, sondern auch berufen, einige schwierigere Fragen der allgemeinen Krankheitslehre mit aufklären zu helfen. Trotzdem würde ich nicht gewagt haben über den klinischen Theil der Sache vor dieser auserwählten Gesellschaft zu sprechen, wenn ich nicht wieder die Gelegenheit benutzen wollte, auch den Hrn. Physiologen die Augenspiegel-Untersuchung des lebenden Thieres anzuempfehlen. Dass das Lamm keine Hornhautgefässe besitzt ausser den Randschlingen, dazu bedarf es keiner Einspritzung des todten Thieres. Ich nahm das lebende Lämmchen, erweiterte die Pupille durch Atropineinträuflung und konnte, ohne dem Thier den geringsten Schmerz zu verursachen, mit der Lupe hinter dem Augenspiegel ganz sicher feststellen, dass die eigentliche Hornhaut von Blutgefässen vollständig frei erscheint.

2. Hr. S. Rosenberg hält den angekündigten Vortrag: Ueber den Einfluss des Pankreas auf die Ausnützung der Nahrung.

Der Vortragende bewirkte beim Hunde durch doppelte Unterbindung und Durchschneidung der pankreatischen Gänge sowie der ein- und austretenden Gefässe eine langsame Verödung des Drüsengewebes und studirte das Verhalten von Harn und Koth nach Absperrung des pankreatischen Saftes vom Darme. — Der Harn wurde in sehr wechselnder Menge entleert und war — soweit nicht eine alimentäre Glukosurie in Frage kam — stets frei von Zucker. Auch auf das Vorhandensein von Pentose wurde untersucht, jedoch regelmässig mit negativem Erfolge. — Die Prüfung der ausgeschiedenen Aetherschwefelsäuremengen ergab, dass bei Anwesenheit von wirksamem Pankreas etwa 3·7 bis 3·8 mal soviel davon gebildet wurde, als bei fehlendem, was auf die in letzterem Falle sich häufenden Darmentleerungen, die eine intensive Darmfäulniss nicht zu Stande kommen lassen, zurückgeführt wird.

Der Koth wurde häufig und in grossen Mengen entleert, sah in Folge seines abnorm hohen Fettgehaltes letteartig aus und enthielt oft unverdaute Fleischstückchen. — Die Ausnutzung der eingeführten Nahrung war anfangs relativ gut; sie betrug für Kohlehydrate 94·77 bis 96·75 Procent, für Fett 90·1 bis 95·31 Procent und nur für N war sie von Anfang an nicht höher als 83 Procent. Im Laufe der Zeit sank sie jedoch immer mehr, so dass die niedrigsten Werthe für Kohlehydrate 73·37 Proc., für Fett 73·09 Proc.

und für N 64·9 Procent (bei einem aus Reis, Schmalz und Fleisch oder Fleischmehl bestehenden Futter) betrugen. Die allmähliche Abnahme der Resorptionsgrösse wird erklärt durch die Annahme, dass anfänglich noch Fermente in der Drüse gebildet werden, die in die allgemeine Circulation und von da wahrscheinlich wieder in den Darm gelangen.

Das Gewicht des Hundes sank im Verlaufe von sechs Monaten von etwa 20 Kilo auf etwa 14 Kilo und hielt sich dann weitere vier Monate constant auf dieser Höhe. Dann erkrankte das bis dahin muntere Thier an einer acuten pleuro-pneumonischen Affection, der es $10^1/_2$ Monat nach der Operation erlag.

Bei der Autopsie erschien das Pankreas makroskopisch total sclerosirt und wesentlich verkleinert; der erweiterte Hauptgang enthielt etwas Secret, das jedoch wirksame Fermente nicht mehr aufwies. Mikroskopisch wurde festgestellt, dass das Pankreas wesentlich in lockiges Bindegewebe umgewandelt war; doch waren in dasselbe Nester eingesprengt, die theils aus freigewordenen Kernen bestanden, theils aus Zellen, die der Form nach normalen Pankreaszellen glichen, jedoch keine Kernfärbung mehr erkennen liessen, theils endlich noch aus unveränderten, normalen Drüsenzellen bestanden.

Die Untersuchung wird noch weiter fortgeführt und die Resultate nach Abschluss derselben ausführlich publicirt werden.

3. Hr. Meissner hält den angekündigten Vortrag: Zur Photographie des Augenhintergrundes.

M. H.! Für wenige Augenblicke möchte ich Ihre Aufmerksamkeit in Anspruch nehmen. Im Maiheft der „Comptes rendus“ findet sich ein kurzer Artikel über einen Fortschritt auf dem Gebiete der Photographie des Augenhintergrundes von v. Guinkoff; in diesem Artikel spricht Verf. aus, er habe beim Studium der Augenkrankheiten die Ueberzeugung gewonnen, dass eine photographische Fixirung der beobachteten Retinabilder von der grössten Wichtigkeit für das Studium der Augenheilkunde sein würde; es sei zwar möglich, mit dem Helmholtz'schen Augenspiegel den Hintergrund des Auges genügend zu erleuchten und zu inspiciren, aber es sei unmöglich hiermit ein photographisches Bild zu erzeugen. Im Verein mit Dr. Gerloff (Göttingen) habe ich bereits vor fünf Jahren eingehende Versuche über die Photographie des Augenhintergrundes angestellt, deren Resultate von Hrn. Dr. Gerloff seiner Zeit in den Zehender'schen Monatsheften veröffentlicht wurden. Wir sind bei diesen Versuchen zu relativ befriedigenden Resultaten gelangt und ich gestatte mir Ihnen hier einige Bilder, welche nach der damals von uns angewandten Methode gefertigt wurden, vorzulegen. Die Anordnung unserer Versuche war ganz dem Principe des Helmholtz'schen Augenspiegels entsprechend, nur trat an Stelle des beobachtenden Auges der photographische Apparat. Die Eigenschaft der Cornea in Folge ihrer Krümmung Lichtreflexe zu liefern wurde durch eine vorgesetzte Wasserkammer, wie sie dieselben hier sehen, beseitigt. Mit dieser vor das als Object dienende Auge gebrachten Wasserschicht (0·75 Procent NaCl-Lösung) gewannen wir noch den Vortheil, dass das zum Photographiren nöthige Licht derart diffus in das atropinisirte Auge fällt, dass eine Blendung auch bei stärkstem Lichte ausgeschlossen war. Der von uns damals verwendete Hohlspiegelreflector wurde neuerdings in vortheilhafter Weise durch ein Prisma, welches fest mit der Wasserkammer verbunden ist, ersetzt. Als Lichtquelle diente zum Einstellen Zirkonlicht, zur Aufnahme Blitzlichtmischung nach Gädeke und Miethe.

Ein Grund, welcher veranlassen könnte, das Princip des Helmholtz'schen Augenspiegels zu verlassen, liegt durchaus nicht vor, bedauerlicher Weise theilt der oben citirte Autor das von ihm erfundene neue Verfahren nicht mit. Jedenfalls aber haben wir in Deutschland schon vor fünf Jahren den Nutzen der Photographie des Augenhintergrundes vollkommen erkannt und die damals gewonnenen Bilder erweisen zur Genüge die praktische Verwerthung des Helmholtz'schen Principes.

XVI. Sitzung am 10. Juli 1896.

Vorsitzender: Hr. E. du Bois-Reymond.
Schriftführer: Hr. N. Zuntz.

1. Hr. P. Schultz hält den angekündigten Vortrag: Descartes als Naturforscher.

2. Hr. Schumburg erstattete Bericht über seine im Laboratorium und mit Unterstützung des Hrn. Prof. Zuntz über den Einfluss des Zuckergenusses auf die Leistungsfähigkeit der Musculatur angestellten Experimente mit dem Mosso'schen Ergographen.[1]

Auf Veranlassung der Medicinalabtheilung des Kriegsministeriums sollte festgestellt werden, ob den Versuchen Ugolino Mosso's entsprechend der Genuss selbst kleiner Dosen Zuckers dazu ausreiche, den ermüdeten Muskel zu neuen Leistungen zu befähigen.

Die Versuchsanordnung Mosso's litt unter dem Einwurfe, dass, da er an sich selbst oder an Collegen experimentirte, selbst gegen den Willen der Experimentatoren sich das psychische Moment an denjenigen Tagen, an welchen er bei seinen ergographischen Arbeitsperioden Zucker nahm, geltend machte und die Arbeitszahl erhöhte. Dies hat auch Langemeyer, der unter Stockvis in Amsterdam arbeitete, erkannt und deshalb sehr weitgehende Cautelen (Trennung der Arbeitsperson vom Zeichenapparat etc.) bei seinen Versuchen angebracht.

Schumburg liess — abweichend von Mosso — seine mit den Versuchen völlig unbekannte Versuchsperson in der Mitte zwischen den 24 ergographischen Arbeitsperioden, die mit Intervallen von 5 Minuten auf einander folgten, an jedem Versuchstage 200 ^{ccm} einer süssen Flüssigkeit trinken; nur enthielt diese an dem einen Tage 30 ^{grm} Zucker, an dem nächsten eine die genau gleiche Süsse hervorbringende Menge Dulcin (0·25 ^{grm}), welches in dieser Menge indifferent für den Stoffwechsel ist. Das Ergebniss dieser

---

[1] Der ausführliche Vortrag wird in der Augustnummer der *militärärztlichen Zeitschrift* veröffentlicht.

Versuche war dem der Mosso'schen Versuche entgegengesetzt: Bald war an den Zuckertagen, bald an den Dulcintagen die Arbeitszahl der späteren Arbeitsperioden eine höhere.

Erst wenn vor Beginn der Ergographenarbeit die Versuchsperson ganz gewaltige körperliche Leistungen (in 45 Minuten 45000^{mkg} Dreharbeit am Gärtner'schen Ergostaten) vollbrachte, sank an den Zuckertagen die Kilogrammmeterzahl der nach dem Drehen folgenden ergographischen Arbeitsperioden weniger stark ab, als an den Dulcintagen. Verringerte man die Arbeit am Drehrade, so trat auch wieder die höhere Leistung bald an Zuckertagen, bald an Dulcintagen auf; verstärkte man die Ergostatenarbeit wieder, so war auch der Effect des Zuckergenusses wieder ein augenfälliger. Schumburg erklärte diese auffällige Thatsache folgendermaassen: Die Leistung des zu den Versuchen benutzten M. flexor digiti tertii bei einer Arbeitsperiode beträgt etwa 5 bis 6 ^{mkg}, eine Leistung, welche von dem im Blute kreisenden Traubenzucker so wenig verbraucht, dass es ganz gleichgültig ist, ob noch mehr Zucker in den Magen und das Blut eingeführt wird. Anders ist dies, wenn durch eine ganz gewaltige Arbeit aller im Blute vorhandener Zucker verbraucht ist; dann erst kann der eingeführte Zucker seine Wirkung entfalten, während an den Dulcintagen die Leber das Blut doch nicht so schnell versorgen kann. Eine zweite Versuchsreihe an einer anderen, muskelschwachen Versuchsperson führte zu demselben Ergebniss.

Schumburg zieht ein zweifaches Ergebniss aus seinen Versuchen. Das eine ist ein wissenschaftlich technisches, indem die von ihm ausgebildete Methode geeignet sei, alle Arten von Nahrungsstoffen und Arzneimitteln vielleicht auch durch Darreichung in Kapseln zu prüfen auf ihre Einwirkung auf die Thätigkeit der Muskeln. Das zweite Ergebniss betrifft die specielle Fragestellung und besagt, dass Zucker selbst in kleineren Mengen (30^{grm}) wohl geeignet sei, den stark erschöpften Muskel schnell zu neuen Kraftleistungen zu befähigen.

3. Hr. N. Zuntz hält den angekündigten Vortrag: Ueber die Rolle des Zuckers im thierischen Stoffwechsel.

Die eben gehörte Mittheilung von Hrn. Schumburg hat uns gezeigt, dass der Zucker im Stande ist, dem erschöpften Muskel neue Kraft zuzuführen. Man könnte nun versucht sein, mit Seegen, Chauveau u. A. hieraus zu folgern, der Zucker sei die einzige directe Energiequelle des thätigen Muskels, denn Eiweiss und Fett seien ja auch nach angestrengtester Arbeit noch in unerschöpflichen Mengen im Körper vorhanden; hierauf ist zu erwidern, dass die Hauptmasse des Eiweisses als Baumaterial der Zellen und Gewebe in diesen festgelegt ist und dass nur nach reichlicher Zufuhr mit der Nahrung ein gewisser Vorrath leicht zersetzlichen, also für die Arbeit ohne weiteres disponibeln Eiweisses in den Muskeln vorhanden ist, wie die schönen Untersuchungen von Schöndorff[1] gezeigt haben. Mit der Nahrung neu aufgenommenes Eiweiss dürfte keinesfalls so schnell als der leicht diffusible Zucker an die Orte des Verbrauches gelangen; immerhin

[1] Schöndorff, Pflüger's *Archiv*. Bd. LIV. S. 420.

erscheint es aber als eine lohnende Aufgabe, die Wirkung von Eiweissnahrung auf die Recreation der ermüdeten Muskeln in ähnlicher Weise festzustellen, wie dies Hr. Schumburg für den Zucker gethan hat. Für das Fett endlich ist es ohne Weiteres klar, dass seine Ueberführung aus den Depôts des Körpers zu der Verbrauchsstelle in den thätigen Muskeln nicht ohne Ueberwindung gewisser Schwierigkeiten erfolgen kann. Seegen nimmt bekanntlich an, es werde nach vorgängiger Ueberführung in die Leber dort in Zucker umgewandelt und als solcher erst den Arbeitsleistungen dienstbar.

Theoretisch wäre ja eine Bildung von Kohlenhydrat aus Fett ebenso gut denkbar wie der entgegengesetzte Process, dessen Ablauf im thierischen Körper jetzt über alle Zweifel feststeht. Bei Pflanzen scheint eine Umwandlung des als Reserve aufgespeicherten Fettes in Zucker erwiesen zu sein. Für ihr Vorkommen bei Thieren führt Seegen eine Anzahl von Versuchen an, in welchen er Leberbrei mit Blut und Fett bezw. Fettsäuren oder Glycerin digerirte und eine Zunahme der gesammten Kohlenhydrate bezw. eine Zunahme des Zuckers ohne Abnahme des Glykogen fand. Gleiche Ergebnisse erzielte er bei Behandlung überlebender Leberstücke mit Peptonlösungen und vindicirt deshalb der Leber die Fähigkeit sowohl aus Fett wie aus Eiweiss Kohlenhydrate zu bilden. Da die Leber an sich reich an Fett und Eiweiss ist, muss die Zuckerbildung aus ihnen auch ohne besonderen Zusatz erfolgen, wie dies Seegen in einer Reihe von Versuchen gefunden hat.[1] Dieser Befund konnte aber von Girard[2] nicht bestätigt werden. Derselbe fand vielmehr, dass Zunahme des Zuckers und Abnahme des Glykogens streng parallel gingen, und dass glykogenfreie Lebern weder für sich noch mit Pepton Zucker bildeten, wohl aber bei Zusatz von Glykogen. Ebenso fand Panormow,[3] dass Neubildung von Zucker und Schwund des Glykogen einander parallel gingen.

In ähnlichem Sinne haben die Versuche der Gebrüder Cavazzani[4] und die von Butte[4] dahin geführt, das Glykogen als einzige Quelle des in der Leber gebildeten Zuckers anzusehen. Wenn dies richtig ist, muss aber die in der Leber gebildete Zuckermenge sehr viel kleiner sein, als Seegen auf Grund seiner Vergleichsanalysen des Pfortader- und Lebervenenblutes annimmt.

Die physiologische Bedeutung der grossen von Seegen gefundenen Differenzen ist ja schon mehrfach, am eingehendsten von Abeles bestritten worden. Seegen aber hat den gegen seine Versuche erhobenen Einwand, dass die schweren zur Blutgewinnung von ihm ausgeführten Eingriffe die Zuckerbildung in der Leber weit über die normalen Grenzen gesteigert hätten, bis jetzt nicht anerkannt. Es schien deshalb nothwendig, weitere Controlversuche anzustellen und dabei namentlich die neueren Erfahrungen von Cavazzani, Butte, Morat und Dufourt,[5] wonach Reizung der in der

---

[1] Seegen, *Zuckerbildung im Thierkörper.* S. 120 ff.
[2] H. Girard, Ueber die postmortale Zuckerbildung in der Leber. Pflüger's *Archiv.* Bd. XLI. S. 294.
[3] Maly's *Jahresbericht.* Bd. XVII. S. 304.
[4] *Ebenda.* 1894. S. 391 ff.
[5] Morat et Dufourt, *Comptes rendus.* Vol. CXVIII. p. 659.

Porta eintretenden Nerven die Zuckerbildung in der Leber steigert, zu berücksichtigen. Hr. Cand. med. Mosse hat auf meine Veranlassung derartige Controlversuche ausgeführt und darüber in Pflüger's Archiv, Bd. LXIII. S. 613 berichtet. Um die nervöse Reizung auf ein Minimum zu reduciren, wurden die nüchternen Versuchshunde leicht mit Morphin narcotisirt, das Lebervenenblut wurde durch einen von der Jugularvene vorgeschobenen Katheter, dessen richtige Lage stets die Section controlirte, das Vergleichsblut, um die Eröffnung der Bauchhöhle zu vermeiden, aus der Art. cruralis entnommen.[1] Im Mittel lieferte die Lebervene 0·014 Procent Zucker mehr als die Arterie. Es wurden meist zwei Doppeladerlässe mit einem Zwischenraume von etwa 10 Minuten gemacht; der zweite lieferte fast regelmässig, entsprechend den Befunden von Schenk u. A., ein zuckerreicheres Blut. Die Zunahme war aber in der Lebervene grösser als in der Arterie. Während, wie oben erwähnt, der mittlere Unterschied beider Blutarten 0·014 Procent betrug, war er im Mittel der ersten Aderlässe nur 0·004 Procent; im Mittel der zweiten 0·025 Procent. — Hierdurch wird es wahrscheinlich, dass auch unsere Versuchsanordnung noch die Zuckerbildung in der Leber ein wenig über die Norm erhöhte, woraus wir keineswegs schliessen wollen, dass unter physiologischen Verhältnissen kein Zucker in der Leber gebildet werde, sondern nur, dass dessen Menge lange nicht so gross ist, wie Seegen annimmt, und daher nicht zu der Annahme zwingt, dass das Fett, ehe es den Oxydationsprocessen anheimfällt, in der Leber in Zucker verwandelt werde.

---

[1] Bei der Discussion wurde gegen diese Versuchsanordnung das Bedenken erhoben, dass das Pfortaderblut vielleicht weniger Zucker als das arterielle enthalte und deshalb bei seiner Verwendung sich analog den Versuchen Seegen's eine reichlichere Zuckerbildung in der Leber herausgestellt haben könnte. Demgegenüber ist zu sagen, dass gar nicht abzusehen ist, wodurch in den Capillaren des ruhenden Darmes ein nennenswerther Zuckerverbrauch zu Stande kommen könnte, vor allem aber, dass eine grosse Anzahl von Analysen vorliegen, welche zeigen, dass bei nüchternen Thieren Pfortader- und Arterienblut fast denselben Zuckergehalt haben. Ich citire als Beleg nur folgende Mittelwerthe:

5 Doppelanalysen von Seegen, *Zuckerbildung im Thierkörper*. Berlin 1890. S. 81:
Carotis 0·159 Procent, Pfortader 0·146 Procent.

8 Doppelanalysen desselben Forschers. *Ebenda*. S. 160, bei längere Zeit hungernden Thieren:
Carotis 0·157 Procent, Pfortader 0·147 Procent.

8 ebensolche Versuche bei Fleischfütterung:
Carotis 0·155 Procent, Pfortader 0·141 Procent.

8 ebensolche Versuche bei Fettfütterung:
Carotis 0·128 Procent, Pfortader 0·114 Procent.

5 ebensolche von Seegen. Pflüger's *Archiv*. Bd. XLI. S. 524:
Carotis 0·152 Procent, Pfortader 0·152 Procent.

2 ebensolche von Abeles, *Wiener medic. Jahrbücher*. 1887:
Carotis 0·131 Procent, Pfortader 0·121 Procent.

Das Serum beider Blutarten untersuchte von Mering (du Bois-Reymond's *Archiv*. 1877. S. 410) und fand im Mittel:
Carotis 0·192 Procent, Pfortader 0·172 Procent.

Wenn man, wie dies der Autor für nothwendig erklärt, einen abnorm hohen Carotiswerth, der von einem fast verbluteten Thiere gewonnen wurde, ausschliesst, besteht kein Unterschied zwischen beiden Blutarten. Will man auf Grund dieser Versuche dem Pfortaderblute einen um 0·01 Procent niedrigeren Zuckergehalt zuschreiben, so würde der von Hrn. Mosse gefundene Zuckerzuwachs im Blute der Lebervene immerhin nur $^1/_5$ des von Seegen für normal erklärten betragen.

Der andere Theil der Seegen'schen Lehre, dass aus Eiweiss Kohlenhydrat entstehen könne, wird, wie ich mit Curt Lehmann[1] früher ausgeführt habe, durch eine Reihe von Erfahrungen über Glykogenbildung, sowie ferner durch das Verhalten der respiratorischen Quotienten bei hungernden Menschen gestützt. Wir fanden, dass der respiratorische Quotient des Hungernden in absoluter Ruhe unter die der Verbrennung des Fettes entsprechende Zahl sinkt, um bei der Arbeit erheblich anzusteigen. Dies Verhalten schien uns am einfachsten durch die Annahme erklärbar, dass der Hungernde einen Theil des in der Ruhe umgesetzten Eiweisses in Kohlenhydrat verwandelt, um dieses bei der Muskelthätigkeit zu verbrauchen. Eine Kohlenhydratbildung aus Fett anzunehmen, was ja die Erniedrigung des respiratorischen Quotienten ebenso gut erklären würde, schien uns deshalb nicht zulässig, weil die Indifferenz der Diabetiker gegen Fettzufuhr, wie die Unmöglichkeit durch solche Glykogenbildung herbeizuführen, dagegen zu sprechen schien, dass der Thierkörper die Fähigkeit besitze, Fett in Kohlenhydrat zu verwandeln.

In jüngster Zeit ist nun Chauveau,[2] im Verfolg seiner Studien über die Quelle der Muskelkraft ebenfalls dazu übergegangen, aus den respiratorischen Quotienten Schlüsse auf die Natur der im ruhenden und im arbeitenden Körper stattfindenden Umsetzungen zu ziehen. Als besonders charakteristisches Beispiel theilt er einen Versuch an einem seit 16 Stunden hungernden Manne mit, der durch Treppensteigen in 70 Minuten die erhebliche Arbeit von 29000 ^{mkg} leistet. Der respiratorische Quotient, welcher vor der Arbeit 0·75 beträgt, steigt während derselben allmählich:

in den ersten 5 Minuten auf . . 0·84,
zwischen 10. und 15. Minute auf 0·87,
zwischen 40. „ 45. „ „ 0·95,

um dann

zwischen 65. „ 70. „ „ 0·84

wieder zu fallen.

Den Maximalwerth 0·95 findet Chauveau in genauer Uebereinstimmung mit der Annahme, dass die Kohlenhydrate allein das Material für die Muskelarbeit darstellen; da nämlich der Gaswechsel während der Arbeit etwa aufs 4fache gestiegen ist, rechnet er so, dass zu dem Ruhegaswechsel mit dem Quotient 0·75 als Arbeitsaequivalent der 3fache Umsatz mit dem Quotient 1·0, der Kohlenhydratverbrennung entsprechend, hinzugekommen sei:

$$\frac{1 \times 0{\cdot}75 + 3 \times 1}{4} = 0{\cdot}94.$$

Das Sinken des Quotienten in der letzten Versuchsperiode erklärt Chauveau daraus, dass die vorausgegangene Arbeit den Vorrath an Kohlenhydraten nahezu aufgebraucht habe, so dass jetzt eine lebhafte Neubildung derselben aus Fett, die natürlich den Quotienten herabdrücken müsse, Platz greife. Vollkommen unerklärt lässt aber Chauveau, warum denn anfänglich, wo doch der Vorrath des Körpers an Kohlenhydraten am grössten war,

---

[1] Versuche an zwei hungernden Menschen. Virchow's *Archiv*. Bd. CXXXI. Suppl. S. 176 ff.

[2] Chauveau, *Comptes rendus*. T. 122. p. 1098 et 1163.

der respiratorische Quotient nur 0·84 betrug; nach seiner Auffassung hätte die Arbeit sofort mit dem Quotient 0·94 einsetzen und erst allmählich absinken dürfen. Die Quotienten der ersten 15 Arbeitsminuten passen durchaus zu der von mir und meinen Mitarbeitern stets vertretenen Ansicht, dass bei der Arbeit wesentlich dieselben Stoffe wie in der Ruhe umgesetzt werden, allenfalls der Verbrauch an Kohlenhydraten relativ ein wenig zunehme, weil sie als die beweglichste unter den im Blute circulirenden Nährstoffgruppen am schnellsten an den Ort starken Verbrauches nachgeliefert werden können. Solche starke Erhöhungen des respiratorischen Quotienten, wie sie Chauveau in der 40. bis 45. Arbeitsminute seines besprochenen Versuches fand, haben wir nur dann beobachtet, wenn in Folge der Ermüdung die Circulation und Respiration nicht mehr ganz ausreichten zur Deckung des Sauerstoffbedarfs der thätigen Muskeln,[1] oder einzelner Theile derselben.

In diesem Falle kommt es zu einer Art Anaërobiose der Muskeln, wie sie in voller Reinheit zu Tage tritt in den bekannten Versuchen von Pflüger, in welchen Frösche bei vollständigem Fehlen des Sauerstoffs unter Kohlensäurebildung Arbeit leisteten. In diesen Versuchen war der respiratorische Quotient $= \infty$.

In Chauveau's Versuch kann also aus der allmählichen Steigerung des Quotienten nicht gefolgert werden, dass die Arbeit unter ausschliesslicher Verwendung von Kohlenhydraten erfolgte. Wo wirklich so viel Kohlenhydrate vorhanden sind, dass sie die Bestreitung der Arbeit fast ausschliesslich übernehmen, und das war z. B. in der Mehrzahl unserer Versuche am Pferde der Fall, da ist der respiratorische Quotient gleich bei Beginn der Arbeit am höchsten; bei schwerer Arbeit wird dann aber im Laufe derselben mehr Kohlenhydrat verbraucht, als gleichzeitig aus dem Darme und eventuell aus der Leber dem Blute zufliesst. In Folge dessen sinkt der respiratorische Quotient während der Arbeit, um nicht selten nach Beendigung derselben wieder etwas emporzusteigen. Es wird also während der Arbeit mehr Fett zur Oxydation herangezogen und bei der nachfolgenden Ruhe bestreiten wieder die Kohlenhydrate einen zwar nicht absolut aber doch procentisch grösseren Antheil des Stoffwechsels.[2] Berechnet man in den Arbeitsperioden, in welchen der respiratorische Quotient niedrig ist, also relativ viel Fett verbraucht wird, wie viel Energie zur Bestreitung einer bestimmten Menge Arbeit aufgewendet wird, so findet man dieselbe Zahl, wie in den Perioden der vorwiegenden Kohlenhydratumsetzung.

Dieses Verhalten ist, wie ich schon früher hervorhob, mit Chauveau's und Seegen's Theorie unverträglich. Wenn, wie diese Forscher annehmen, das Fett erst in der Leber in Kohlenhydrat umgewandelt werden müsste ehe es in den Muskeln zur Arbeit dienen kann, müsste bei Fettnahrung dieselbe Kraftleistung etwa 30 Procent Energie mehr erfordern als bei

---

[1] Vgl. meine Mittheilung über die Versuche von Katzenstein, *diese Verhandlungen.* 1890 und A. Löwy, Die Wirkung ermüdender Muskelarbeit. Pflüger's *Archiv.* Bd. IL. S. 405.

[2] Die Belege hierfür erscheinen demnächst in einer Arbeit von mir und Hagemann, *Ueber Stoffwechselversuche an Arbeitspferden.*

Kohlenhydratzufuhr.[1] Da dies nach meinen bisherigen Versuchen nicht der Fall ist, muss ich an der Ansicht festhalten, dass alle Nährstoffe gleich befähigt sind, dem Muskel Arbeitsmaterial zu liefern, ohne vorher in Zucker umgewandelt zu werden.[2]

XVII. Sitzung am 24. Juli 1896.

Vorsitzender: Hr. E. du Bois-Reymond.
Schriftführer: Hr. N. Zuntz.

1. Hr. I. Munk verliest folgende vorläufige Mittheilung des Hrn. P. Schultz: Zur Physiologie der längsgestreiften Muskeln.

Die längsgestreiften Muskeln werden, wie die quergestreiften, durch gewisse Reize zur Zusammenziehung gebracht.

Zuvörderst durch mechanische: Jeder hinreichend starke mechanische Insult von genügender Dauer bewirkt eine Contraction. Durch mehrere aufeinander folgende Insulte wird die Dauer und die Stärke der Zusammenziehung vergrössert.

Zweitens durch chemische Reize: Feste Substanzen wurden in physiologischer Kochsalzlösung gelöst und so auf das Praeparat gebracht, dass das Entstehen eines Eigenstromes der Muskeln ausgeschlossen erschien. Gase wurden in einer feuchten Kammer zugeleitet. Eine etwaige Veränderung der Erregbarkeit der Muskelzellen wurde mit dem Inductionsstrome geprüft.

Aq. destill. wirkt als schwacher Reiz, Eintrocknung bringt die Elemente sehr bald zum Absterben.

Von einigen Agentien wissen wir seit langem, dass sie in besonderer Beziehung zu „glattmuskeligen Organen“ oder zu den Muskeln selbst stehen. Von diesen ruft Extr. sec. cornut. eine energische Contraction hervor, weniger stark wirkt Extr. Hydr. fluid., ähnlich Extr. Aloës, Podophyllin, Oleum Ricini, während Ol. Olivarum, Glycerin (concentrirt und verdünnt) und Ol. Crotonis keinen Einfluss ausüben.

Atropin. sulf. lähmt bei localer Application die motorischen Nervenendigungen in den längsgestreiften Muskeln, es hebt Tonus und Peristaltik auf. Physostygm. salicyl. (2 procent. Lösung) hat keinen Einfluss. Durch beide wird die Erregbarkeit der Muskeln selbst merklich gar nicht verändert.

Bei localer Application zeigen ferner keine Einwirkung: 0·1 Procent

---

[1] Vergl. Chauveau, *Comptes rendus.* Jan. 1896 und meine Mittheilungen in *diesen Verhandlungen.* 1896. S. 42.

[2] Eben ist in meinem Laboratorium eine Versuchsreihe von Prof. Newton Heyneman (New-York) abgeschlossen worden, welche am Menschen den früher von mir beim Hunde geführten Nachweis erbringt, dass der Energieverbrauch für die Einheit der Arbeitsleistung derselbe bleibt, wenn man den Menschen einmal möglichst eiweissreich, dann vorwiegend mit Fett, endlich vorwiegend mit Kohlenhydraten ernährt. Der respiratorische Quotient zeigt in diesen Versuchen, dass in der That die vorwiegend zugeführte Nährstoffcategorie auch jeweils während der Arbeit am reichlichsten umgesetzt wird.

Pikrotoxin, 0·1 Procent Muscarin, 1 Procent Pilocarpin hydrochl., 1 Procent Strychn. nitric., 1 Procent Chin. sulf., 5 Procent Chloralhydrat. Concentrirte H_2SO_4 bewirkt bisweilen geringe Verkürzung; dies kann auf der schnellen Wasserentziehung beruhen. Sonst bringen concentrirte Säuren (HNO_3, HCl und $C_3H_6O_3$) die Elemente ohne Erregung schnell zum Absterben. Dieselben Säuren verdünnt rufen ebenfalls keine Zusammenziehung hervor.

Alkalien concentrirt und verdünnt bilden einen heftigen Reiz. Es erfolgt energische Contraction und danach Absterben der Muskeln.

Alkohol bewirkt geringe Contraction, Aetherdämpfe Dehnung, die Reizbarkeit der Muskelelemente gegen den elektrischen Strom bleibt erhalten. Ammoniak als Gas in geringer Menge wirkt reizend, bei grösserer Zufuhr tritt sofort Dehnung und Absterben ein. Amylnitrit ist ohne Einwirkung, ebenso wie Eisenchlorid. Chloroformdämpfe wirken sofort lähmend auf die nervösen Elemente und bei längerer Einwirkung reizend auf die Muskeln, bis völlige Starre eintritt. Letzteres tritt bei Zufuhr von HCl-Gas sofort ein. CO_2 in reichlicher Menge zugeleitet bewirkt Dehnung, dabei bleibt die Reizbarkeit mittelst des elektrischen Stromes erhalten. Wäscht man danach mit H aus, so tritt energische Contraction ein. Führt man statt dessen immer weiter das Gas zu, so tritt schliesslich ebenfalls eine Contraction ein.

Thermische Reizung: Die Curven, welche man bei der fortschreitenden Erwärmung erhält, sind die Resultante aus zwei Componenten. Die eine dieser Componenten stellt die Einwirkung auf die nervösen Elemente dar, welche gegen Temperaturveränderung äusserst empfindlich sind, und welche bei Kaltblütermuskeln selbst bei sehr langsamer Erhöhung bei etwa 30°, bei Warmblütermuskeln etwas höher plötzlich und heftig erregt werden und dadurch energische Contractionen auslösen. Die andere Componente zeigt den Einfluss auf die Muskelzellen selbst. Diese werden bei Warmblütern, wie bei Kaltblütern durch die Wärme sehr allmählich gedehnt, durch die Kälte, bei jenen etwas energischer als bei diesen, zur Zusammenziehung gebracht. Die prompte Reaction auf Temperaturveränderungen, welche man bisher den glatten Muskeln selbst als eine ihnen wesentliche Eigenthümlichkeit zuschrieb, kommt ihnen also durchaus nicht zu. Sie ist vielmehr auf die Wirkung der darin enthaltenen Nerven zurückzuführen in der Weise, dass durch Erregung der sensiblen Nerven reflectorisch die Muskeln erregt werden. Auch der bisher angenommene Unterschied zwischen Warm- und Kaltblütermuskeln gegenüber der Temperaturveränderung besteht nicht.

2. Hr. René du Bois-Reymond macht zwei Mittheilungen zur Mechanik der unteren Extremität.

1. Ueber die Rotation des Unterschenkels.

Die Arbeiten von Braune und Fischer sind, soweit sie sich erstrecken, für die Lehre von den Gelenkbewegungen epochemachend gewesen. Durch eine vollendete Methodik wurde an die Stelle theoretischer Betrachtungen über die anatomischen Data exacte Beobachtung der thatsächlichen Bewegungen lebender Gelenke gesetzt. Daher müssen diese Arbeiten fortan als erste und höchste Autorität betrachtet werden. Um so mehr ist es zu bedauern, dass sich die beiden Forscher in Einem Punkte durch einen schlimmen Zufall haben täuschen lassen, nämlich im Bezug auf die Rotation des Unterschenkels.

Im Gegensatz zu der bekannten Lehre der Gebrüder Weber wird in der Arbeit von Braune und Fischer[1] über das Kniegelenk angegeben, „dass am Lebenden eine willkürliche Rollung, d. h. eine willkürliche Rotation des Unterschenkels um seine Längsaxe bei jeder beliebigen Beugestellung fast ganz ausgeschlossen ist". Dieselbe Bemerkung wird von Fischer an anderer Stelle folgendermaassen wiedergegeben: „Wir sind nicht in der Lage bei festgehaltenem Oberschenkel von irgend welcher Beugestellung im Kniegelenk aus den Unterschenkel seitlich zu bewegen, oder, was bei der eigenthümlichen Construction des Kniegelenks um so merkwürdiger erscheint, denselben um seine Längsaxe durch unseren eigenen Willen zu rotiren. Man kann sich von dieser Thatsache leicht an seinem eigenen Körper überzeugen, wenn man das eine Bein über das andere schlägt, um dadurch den Oberschenkel festzulegen, und nun bei etwa rechtwinkliger Beugestellung des Unterschenkels den Fuss um die Längsaxe des Unterschenkels rotirt. Man fühlt dann an dem medianwärts und vorn direct unter der Haut liegenden Knochen der Tibia, dass dieselbe dabei in Ruhe bleibt, so lange man nicht in die extremsten gezwungenen Stellungen übergeht, und dass in Folge dessen die Rotation ausschliesslich in den Fussgelenken stattfindet. Will man den Versuch ganz einwurfsfrei anstellen, so ist es zweckmässig, den Fuss gegen den Unterschenkel durch einen fest anliegenden Gypsverband festzustellen. Man ist dann überhaupt nicht mehr in der Lage, den Fuss bei festgehaltenem Oberschenkel seitlich zu bewegen, was doch offenbar möglich sein müsste, wenn wir den Unterschenkel im Kniegelenk willkürlich um seine Längsaxe rotiren könnten".[2]

Der an diesen beiden Stellen ausgesprochene Irrthum hat seiner Zeit von mehreren Seiten, insbesondere von Prof. R. Fick lebhaften Widerspruch erfahren und ist längst von Fischer selbst erkannt worden. Soviel ich weiss, ist aber weder das Eine noch das Andere in gedruckter Form geschehen. Als mir die genannten Arbeiten bekannt wurden, machte ich mich sogleich daran, die Frage wenigstens zu meiner eigenen Befriedigung aufzuklären.[3] Dabei bemerkte ich zugleich, dass der von den Gebrüdern Weber angegebene Umfang der Rotationsbewegung übermässig gross ist. Neulich wurde ich darauf hingewiesen, dass diese Zahl noch heutzutage als maassgebend gilt, und es wurde mir nahe gelegt, meine Messungen, trotzdem sie nur wenige Individuen betreffen, zu veröffentlichen.

Meine Untersuchung betraf zunächst den von Braune und Fischer beschriebenen Fall, dass das Fussgelenk durch Gypsverband immobilisirt ist. In den Gyps wurde, ehe er vollständig erhärtete, ein Holzzeiger eingesteckt.

---

[1] Braune und Fischer, Die Bewegungen des Kniegelenkes. *Abhandlung der math.-physik. Classe der k. sächs. Akademie der Wissenschaften.* 1891. Bd. XVII. Nr. 2. S. 149.

[2] Otto Fischer, Der menschliche Körper vom Standpunkte der Kinematik aus betrachtet. *Archiv für Anatomie und Physiologie.* Anat. Abth. 1893. S. 195.

[3] Die erforderlichen Versuche stellte ich als Assistent im Anatomischen Institut zu Königsberg an, dessen Director, Hrn. Geh.-R. Stieda, ich zu Dank verpflichtet bin, sowie auch den Hrn. Collegen, die sich mir gütigst als Versuchsobjecte zur Verfügung stellten.

Das Versuchsindividuum sass auf einem hohen Tisch, der Unterschenkel hing frei herab. Unter die Kniekehle wurde eine Holzunterlage geschoben, so dass sich das Knie in etwas weniger als 90° Beugestellung befand. Die Ruhestellung des Zeigers wurde zuerst markirt, und dann der Umfang der Rotation nach beiden Richtungen festgestellt, wobei darauf geachtet wurde, dass die Axe des Unterschenkels ihre Lage nicht ändere.

Es ergaben sich für zwei Versuche an verschiedenen Individuen folgende Zahlen:

	Pronation	Supination	Summe
A.	17°	20°	37°
R.	18°	13°	31°

Es besteht also auch bei durch Gyps fixirtem Fuss Rotationsfreiheit im Knie. Braune und Fischer's Versuche waren unglücklicher Weise an in dieser Beziehung ungeschickten Individuen gemacht. Auffallender Weise sind die angegebenen Zahlen erheblich grösser, als die, die ich bei freiem Fussgelenk erhielt. Wahrscheinlich beruht dies darauf, dass die Drehbewegung, die der Fuss gegen den Unterschenkel auszuführen strebt, auf den Gypsverband mitwirkt.

Um den Bewegungsumfang unter normalen Bedingungen zu bestimmen, befestigte ich mittelst einer Binde, die fest um das obere oder untere Drittel des Unterschenkels gelegt wurde, ein Holzplättchen mit einem Zeiger. Ich erhielt an den obigen beiden Individuen und noch vier anderen folgende Zahlen für das obere Drittel (die Zahlen bedeuten Winkelgrade):

	Pronation	Supination	Summe
R.	11	13	24
A.	12	15	27
S.	9	12	21
Sy.	14	11	25
H.	7	11	18
B.	18	7	25
Summe	71	69	140
Mittelwerth	12	11	23.

Dieselbe Messung wiederholte ich, indem ich die Binde im unteren Drittel anlegte, und erhielt theils dieselben, theils höhere Zahlen. Ich führe nur die letzteren an:

	Pronation	Supination	Summe
S.	9	19	28
H.	21	15	26
B.	14	23	37

Der Supinationswerth scheint also im unteren Drittel grösser zu sein, als im oberen.

Der Gesammtumfang der Rotation stellt sich nach diesen Messungen im Mittel auf wenig über 20°, während Weber nach Messungen an Leichen 39° angiebt. Um in dieser Hinsicht ein Urtheil zu gewinnen, maass ich an zwei conservirten Cadavern des Königsberger Praeparirsaales die Beweglichkeit, indem ich absichtlich ein schlaffes und ein starr gewordenes Gelenk auswählte. Ersteres ergab 50°, letzteres nur 20°.

2. Die Winkelbewegung des Beines beim Gehen.

Vor Kurzem ist der Pariser Akademie eine Arbeit[1] vorgelegt worden, die einen ganz neuen Gesichtspunkt in die Lehre vom Gehen hineinbringt. Der Verfasser, Le Hello, der unter Marey's Leitung gearbeitet hat, zeigt, dass die hintere Extremität des Pferdes nicht, wie bisher allgemein gelehrt wurde, durch Streckung der Gelenke den Körper vorwärts stemmt, sondern ausserdem durch Winkelbewegung bei annähernd gleichbleibender Länge vorwärtstreibend wirkt. Ich habe mich überzeugt, dass man an den Muybridge'schen Serienbildern von laufenden Pferden eine Periode findet, während deren die Länge des Beines, vom Rücken zum Huf gemessen, nicht zunimmt, während das Hüftgelenk um schätzungsweise 20 ^{cm} vorwärts rückt. Die Anschauung Le Hello's lässt sich ohne Weiteres auf den Gang des Menschen übertragen, und es wird dadurch Klarheit in einen Theil der Lehre vom Gehen gebracht, der bisher meist übergangen oder nur andeutungsweise besprochen wurde. Man pflegt in der Beschreibung des Gehens den Körper schon in der Bewegung begriffen zu denken, die man dann von einer beliebigen Phase an bis zur Wiederkehr derselben Phase verfolgte. Hier blieb die Frage offen: Wie beginnt das Gehen, wenn der Körper anfänglich ruhig stand? Ferner war immer vom Vorschwingen des Schwungbeines und Stemmen des Stossbeines die Rede, so dass man sich das Hüftgelenk fast ohne jeden Muskel thätig vorstellen musste. Dies entspricht zwar wahrscheinlich der Auffassung der Gebrüder Weber, die überall das Princip minimaler Muskelwirkung betonten, dürfte aber keine vollständige Anschauung von den wirklichen Vorgängen gewähren. Vielmehr scheint mir klar, dass die Winkelbewegung, die das Stützbein ausführt, indem der Körper vorwärtsrückt, ebensowohl durch active Muskelanstrengung hervorgerufen sein kann, als rein passiv durch die Thätigkeit des Stossbeines bedingt. Beim Beginn des Gehens oder bei plötzlicher Steigerung der Geschwindigkeit, ist die active Thätigkeit der Muskeln zum Rückwärtsschieben der Füsse besonders deutlich. Auf glatter Bahn rutscht ebensowohl das Stützbein rückwärts aus, wie das Stossbein. Ein Mensch auf Stelzfüssen vermag durch active Winkelbewegung zu gehen, ohne dass eine Stemmwirkung überhaupt stattfindet.

3. Hr. Dr. Brühl (als Gast) spricht: Ueber Verwendung von Röntgen'schen X-Strahlen zu palaeontologisch-diagnostischen Zwecken.

In den wenigen Monaten, welche seit Röntgen's Entdeckung verflossen sind, ist es in erfolgreichster Weise geglückt, die grössere oder geringere Durchdringbarkeit der Körper für X-Strahlen zu diagnostischen Zwecken in den verschiedenen Zweigen der Medicin sowie in der Zoologie und Botanik zu benutzen. Die wenigen Aufnahmen, welche ich Ihnen heut vorzulegen die Ehre habe, dürften wohl beweisen, dass man sich auch bei der palaeontologischen Forschung dieser neuen Strahlen mit Nutzen bedienen kann. Die Aufnahmen stammen fast sämmtlich aus den ersten drei Monaten nach

---

[1] Le Hello, Du rôle des membres postérieurs dans la locomotion du cheval. *Comptes rendus.* 1896. T. CXXII. Nr. 23. p. 1356.

Prof. Röntgen's Entdeckung. In Folge der bevorstehenden grösseren Ferienpause sehe ich mich veranlasst, nunmehr die bislang gewonnenen Resultate und Erfahrungen zu veröffentlichen, obgleich es mir aus Mangel an Zeit nicht möglich gewesen ist, die Untersuchungen zu einem gewissen Abschluss zu bringen. Ich gedenke vielmehr, weitere Versuche in dieser Hinsicht im Herbst wieder aufzunehmen.

Anlässlich einer Aufnahme, welche gelegentlich eines Vortrages über Röntgen-Strahlen von Hrn. Prof. E. Goldstein im „Deutschen Verein von Freunden der Photographie" gemacht wurde, fiel es mir auf, dass zwei goldene, den einen Finger der dargestellten Hand umschliessende Ringe auch hinter dem Knochen des betreffenden Fingers deutlich sichtbar waren. Besonders markant trat dies an dem einen aus einzelnen Kettengliedern zusammengesetzten Ringe hervor. Ich kam in Folge dieser Beobachtung auf die Vermuthung, dass es möglich sein müsste, einen jeglichen irgendwie eingehüllten Gegenstand, wofern nur eine hinreichende Differenz in der Dichte des einschliessenden und des eingeschlossenen Mediums bestand, zur Darstellung zu bringen. Freilich musste man dazu bei so dichten Substanzen, wie Gesteinsarten, einer langen Exposition bedürfen, um eine Art Summation auf der photographischen Platte zu erzielen. Hr. Prof. E. Goldstein, an den ich mich in dieser Angelegenheit wandte, theilte mir mit, dass auch er auf Grund oben erwähnter Handaufnahme zu der Annahme gelangt sei, es müsse auf diese Weise möglich sein, einen Knochen hinter dem anderen zur Abbildung zu bringen.[1]

Mit ausserordentlichem Entgegenkommen und vielen Opfern an Zeit und Mühe fertigte darauf Hr. Prof. Goldstein unter meiner Assistenz die Ihnen vorliegenden Bilder an.

Zunächst kam es darauf an, Versteinerungen, welche in einem möglichst leicht durchdringbaren Medium eingebettet waren, zur Darstellung zu bringen. Ein Brillant in dem oben erwähnten Ringe hatte sich als fast vollständig durchlässig erwiesen. Von diesem Gesichtspunkte aus gelang es, einen Selachierzahn (Diplodus) aus Permischer Kohle von Linton in Ohio leicht zu photographiren. Der Zahn selbst war schwefelkieshaltig; die Dicke der Kohlenplatte betrug 11 bis 3 ^{mm}, die Expositionszeit für die gewöhnliche Schleussner-Platte 5 Minuten bei einem Röhrenabstand von etwa 30 ^{cm}. Ueber die Röhren und den zur Verwendung kommenden Strom werde ich weiter unten genauere Angaben machen.

Sämmtliche Objecte wurden zur photographischen Platte so orientirt, dass die X-Strahlen stets erst die ganze Dicke des Gesteins vor ihrem Auftreffen auf die eingeschlossene Versteinerung durchdringen mussten. Bei der erstgenannten Aufnahme zeigten sich auf dem Negativ noch einige helle, dem Auge am Versuchsobjecte nicht sichtbare Flecke, welche als kleine Schuppen oder eingesprengte Schwefelkiespartikelchen zu deuten sind. Ein in ebendasselbe Material eingebetteter Stegocephalenschädel trat mit seiner Bezahnung bei gleicher Exposition und Plattendicke von 6 bis 7 ^{mm} ebenfalls deutlich hervor. Hier war wegen der gleichmässig schwarzen Farbe von Schädel und einhüllender Kohle auf dem Stück für das Auge sehr wenig erkennbar gewesen. Um nun auch Versuche an

---

[1] *Diese Verhandlungen.* Nr. 8. Sitzung vom 7. Februar 1896.

einem von allen Seiten eingeschlossenen Objecte zu machen, bettete ich einen Schlüssel in einen Gypsbrei ein, den ich alsdann zu einer gleichmässigen, etwa $2^1/_2$ ^{cm} dicken Platte, erstarren liess. Auch hier gelang es zunächst, wie in allen voraufgehenden und folgenden Fällen, den eingeschlossenen Gegenstand mittelst Durchstrahlung auf einem (Kahlbaum'schen) Baryumplatincyanürschirme zur Anschauung zu bringen. Immerhin verdient für die vorliegenden Zwecke die Photographie den Vorzug vor der directen Durchstrahlung, weil — wie schon oben angedeutet — bei ersterem Verfahren durch eine Art Summation die Gegenstände bei genügend langer Exposition weit schärfer erscheinen als bei der Betrachtung auf dem Fluorescenzschirme. Eine Photographirung des Schlüssels gelang bei Anwendung gewöhnlicher Platten nicht, vielmehr bedurfte es hierzu der um diese Zeit von Hrn. Remané (von der Firma Siemens & Halske) hergestellten, für X-Strahlen ausserordentlich empfindlichen Ferrotyp-Platten. Die Exposition betrug 100 Secunden. Der Nachtheil dieser sonst sehr nützlichen Platten besteht einmal in dem sehr complicirten Entwickelungsverfahren und ferner darin, dass sie die Anfertigung von Copien nicht gestatten.[1]

Nunmehr wurden Versuche an noch dichteren Objecten gemacht. Es gelang durch Exposition von 5 Minuten mit Remané-Platte ein auf unterem Devonischen Dachschiefer (Thonschiefer) von Bundenbach (im Nahethal) liegendes Aspidosoma Tischbeinianum in vollster Deutlichkeit mit allen Elementen des Hauptskelettes darzustellen. Das Petrefact selbst war stark schwefelkieshaltig, die Dicke der Schieferplatte schwankte zwischen 6 und 10 ^{mm}. Mittelst Durchstrahlung konnten einige in ebendemselben Material eingeschlossene Trilobiten gut erkannt werden. Auch die Aufnahme einer Bundenbacher Schieferplatte von 6 ^{mm} mittlerer Dicke, welche zahlreiche Crinoiden und deren Stiele enthielt, gelang gut. Das Bild zeigte (auf empfindlicher Glasplatte) bei weitem mehr Individuen und Stielfragmente als auf dem Gestein sichtbar waren, so dass es sich hier zweifellos um Darstellung von gänzlich eingeschlossenen Petrefacten handelt.

Der Strom wurde von einem Accumulator von 8 Zellen geliefert. Es kam ein Inductor von 25 ^{cm} maximaler Funkenlänge und ein Harfenwiderstand zur Verwendung, die Stromstärke betrug etwa 4 Ampère. Als Röhre diente fast nur die von Hrn. Prof. Goldstein (a. a. O.) angegebene Form. Dieselbe befand sich während der Exposition an der Quecksilber-Luftpumpe und wurde ab und zu stärker evacuirt. Die Crinoidenaufnahme geschah mittelst einer der in letzter Zeit von der Allgemeinen Elektricitäts-Gesellschaft in den Handel gebrachten Röhre mit zwei Hohlspiegelpolen und einem unter 45^0 schräg gestellten, als Anode verwendbaren Platinspiegel ohne Benutzung der Luftpumpe. Die photographische Platte musste in diesem Falle mit Kupferbromür und salpetersaurem Silber verstärkt werden.

Schon die geringen vorliegenden Resultate zeigen, dass es möglich ist, weit dichtere Körper mit X-Strahlen zu durchdringen als man bisher für angängig gehalten hat. Eine während dieser Untersuchungen von Prof.

---

[1] In neuerer Zeit werden ebenfalls von der Firma Schüler und Günther, hier, Lindenstrasse, etwas weniger empfindliche, aber immerhin noch für Röntgen-Photographien vortheilhaft zu verwendende Platten auf Glas in den Handel gebracht. Letztere gestatten auch die Anfertigung von Abzügen.

Dölter in Graz veröffentlichte mineralogische Untersuchung bestätigt unsere Befunde auch für dieses Gebiet.

Wie es auch, nachdem sich anfänglich die Aufnahmen auf Hände und Füsse beschränkt hatten, in kurzer Zeit durch Verbesserungen der Technik gelungen ist, den ganzen menschlichen Körper zu durchstrahlen, so muss von weiteren Verbesserungen der Röhren und der Empfindlichkeit der photographischen Platten im Verein mit sehr langen Expositionszeiten eine wesentlich allgemeinere Anwendung für palaeontologische Zwecke erhofft werden. Auf diese Weise dürfte es gelingen, principiell wichtige, bislang unentschiedene Fragen zu klären. So z. B. ist das Brustbein der im hiesigen Museum für Naturkunde befindlichen berühmten Archaeopteryx unbekannt. Dasselbe wird von Hrn. Prof. Dames noch im Gestein liegend vermuthet, doch ist eine Praeparation wegen der Dünne der Platte und der Kostbarkeit des Objectes nicht recht thunlich. Durch Anwendung obiger Methode würde man nunmehr über die für die systematische Stellung des Thieres sehr wichtige Gestalt des Brustbeines Aufschlüsse erhalten können.

Zum Schlusse sei es mir gestattet, Hrn. Prof. E. Goldstein für sein ausserordentlich bereitwilliges Entgegenkommen und die Anfertigung der Bilder, den HH. Prof. Dames und Jäckel für Ueberlassung einer grossen Anzahl von Versuchsobjecten aus der Sammlung des hiesigen geologischen Institutes auch an dieser Stelle meinen ergebensten Dank auszusprechen.

4. Hr. N. Zuntz und Hr. Schumburg berichten über physiologische Versuche mit Hülfe der Röntgen-Strahlen.

a) Ueber die Volumschwankungen des Herzens.

Die Versuche sind angeregt durch die Arbeitsversuche an marschirenden Soldaten, über welche wir Ihnen vor einiger Zeit berichtet haben.[1] Unter den Ergebnissen jener Versuche war auffallend die in der Mehrzahl der Fälle perkutorisch und durch die Verschiebung des Spitzenstosses nachweisbare Vergrösserung des Herzens. Die Ausdehnung betrug häufig nach rechts und links mehrere Centimeter; ausser der Volumvergrösserung des Herzens fand sich eine solche der Leber. Es wurde gegen dies Resultat der Herzvergrösserung eingewendet, dass eine Verschiebung der Lungen nicht ausgeschlossen sei und dies liess es uns wünschenswerth erscheinen, die Vergrösserung mit der neuen Methode, der Durchleuchtung mittelst Röntgen-Strahlen zu verfolgen. Die Möglichkeit hierzu verdanken wir der Liebenswürdigkeit des Hrn. Stabsarzt Dr. Behrendsen, welcher uns die schönen Instrumente der Kaiser-Wilhelms-Akademie zur Verfügung stellte und selbst bei Ausführung der Versuche wesentliche Hülfe leistete.

Als Röhren benützten wir vorwiegend die von der hiesigen Firma Richter gelieferten, welche bessere Resultate als die von der allgemeinen Elektricitätsgesellschaft gaben. Wenn wir uns fragen, eine wie grosse Erweiterung des Herzens man bei Arbeit erwarten kann, so ergiebt ein einfacher Ueberschlag, dass bei einigermaassen angestrengter Muskelthätigkeit die Menge des bei jeder Systole ausgeworfenen und umgekehrt des bei jeder Diastole einströmenden Blutes sich etwa verdoppeln dürfte. Es kann

[1] Siehe *Deutsche militärärztliche Zeitschrift.* 1895.

nämlich ohne Zunahme der umlaufenden Blutmenge der Sauerstoffverbrauch auf das Doppelte steigen, weil in der Norm das Blut mit mehr als der Hälfte des arteriellen Sauerstoffgehaltes in die Venen eintritt. Weiter ist ein grösserer Blutumlauf möglich durch die Zunahme der Pulszahl. Dadurch ist ein Sauerstoffverbrauch, der dreimal so gross ist, als der in der Ruhe ohne grössere Füllung des Herzens denkbar. In unseren Fällen aber war er etwa fünfmal so gross wie in der Ruhe. Nun wissen wir, dass die von jedem Ventrikel ausgeworfene Blutmenge etwa 60 ^{ccm} beträgt, bei der Arbeit aber würde sie, da es nie, wie unsere Versuche am Pferde gelehrt haben, zu vollständigem Aufbrauchen des Sauerstoffes in den Capillaren kommt, mindestens 120 ^{ccm} betragen.

Wenn wir nun annehmen, dass die Ventrikel annähernd Kugelform haben, so muss der Durchmesser bei normaler Systole und Diastole etwa wechseln zwischen 8·9 und 9·9, während er durch die grössere Blutmenge bis auf 10·7, also um 8 ^{mm} wachsen würde. So kann man nicht erwarten, eine grosse Veränderung zu finden. Dementsprechend sind die Volumschwankungen bei der Durchleuchtung nur geringe.

Es schien uns deshalb unsere erste Aufgabe, nachzuweisen, ob überhaupt derartig weitgehende Dehnungen des Herzens, wie sie bei unseren marschirenden Soldaten auftraten, möglich seien. Dieser Nachweis gelang uns leicht, indem wir den bekannten Müller'schen Versuch ausführten. Dabei erwies sich nur als eine gewisse Schwierigkeit die leicht wechselnde Stellung des Zwerchfelles, und das Individuum musste erst lernen, die Zwerchfelllinien vor und nach dem Versuch auf dasselbe Niveau zu bringen. Ich selbst konnte so eine sehr erhebliche Dilatation meines Herzens zu Stande bringen. Die Aufnahmen geschahen in der Weise, dass auf den Baryumplatincyanürschirm eine Glasplatte aufgelegt wurde und auf diese die Contouren mit Fettstift aufgetragen wurden. Dabei wurden stets die Wirbelsäule, die Clavicula und die obersten Rippen als Fixpunkte genommen und weiter ausser den Umrissen des Herzens rechts und links der mittlere oder der höchste und tiefste Stand des Zwerchfelles aufgetragen. Durch Pausen gewonnene Copien werden demonstrirt und zeigen, dass ohne Aenderung des Zwerchfellstandes bei der forcirten Inspirationsanstrengung Zunahmen der Herzdurchmesser um 2 bis 3 ^{cm} auftreten.

Wir haben uns dann weiter dazu gewandt, bei Arbeitsleistungen verschiedener Art das Volumen des Herzens zu messen und dabei fanden wir denn auch, was wir erwarten mussten, dass mässige Arbeit, die keine Ueberanstrengung des Herzens zur Folge hatte, keine deutliche Erweiterung bewirkte. Die vorgelegten Pausen zeigen in einigen Fällen überhaupt keine, in anderen eine nur minimale, in wenigen doch eine erheblichere Erweiterung des Herzens. Nur bei einem leicht herzkranken Patienten haben wir eine ganz bedeutende, etwa unseren früheren Perkussionsbefunden entsprechende Aenderung gesehen.

Einen Arbeiter, der das Raddrehen gewöhnt war, liessen wir in einer halben Stunde 15 000 ^{kg} am Ergostaten arbeiten und es fand sich gar keine Veränderung des Herzumfangs. Die Pulszahl war auf 128 gestiegen, es bestand starker Schweiss, aber keine Athemnoth. Wenn nun bei Fortsetzung der Arbeit bis zur Ermüdung und sogar bei leichterer Arbeit, falls das Individuum ein geschwächtes Herz hat, so erhebliche Dilatationen auftreten, wie wir sie aus der Vermehrung der umlaufenden Blutmenge nicht erklären können, dann unterliegt es keinem Zweifel, dass diese Erweiterung nur so zu Stande kommen kann, dass die Ventrikel nicht ganz ihr Blut entleeren. Wir wissen ja aus den plethysmographischen Versuchen von Tigerstedt, dass das Herz sich nach Schädigungen nicht vollständig entleert, indem nach Beendigung der Systole noch ein erheblicher Theil des Inhaltes zurückbleibt. Den früheren Befund der Herzveränderung nach vielstündigen Märschen mit starker Belastung hoffen wir in nächster Zeit auf dem Wege der Durchleuchtung controliren zu können, und glauben annehmen zu dürfen, dass sich, ähnlich wie bei unserem Herzkranken, dann die Arbeit einige Zeit überdauernde Erweiterungen nachweisen lassen.

Wir haben dann noch auf einen Punkt Werth gelegt. In den Veröffentlichungen von Schott wird betont, dass das krankhaft erweiterte Herz in seinem Volumen durch leichte gymnastische Uebungen reducirt werden könne. Davon haben wir uns dann auch überzeugen können. Aber die Effecte waren in der Mehrzahl der Fälle derart gering, dass man sie auch auf geringe Aenderungen des Zwerchfellstandes beziehen könnte, so dass beim gesunden Menschen der Nachweis, dass das Herz in der Ruhe überdehnt sei und durch gymnastische Uebungen auf sein normales Volumen zurückgeführt werden könne, nicht sicher zu führen war.

b) Wirken die Röntgen-Strahlen erregend auf nervöse Centren?

Auch negative Resultate verdienen wenigstens eine kurze Erwähnung. Bekanntlich sind in allerletzter Zeit einige Mittheilungen erschienen, wonach die Röntgen-Strahlen bei langer Einwirkung erhebliche Reizung der Haut bewirkt haben. Bei den an mir angestellten Versuchen glaube ich einen leichten Hautreiz gespürt zu haben, der aber mit der Sonnenwirkung, wie man sie im Hochgebirge erfährt, an Intensität nicht zu vergleichen ist. Aber es lag der Versuch nahe, innere empfindliche Organe auf ihre Reizbarkeit hin zu prüfen. Wir wandten uns an die Medulla oblongata. Reizung ihrer Centren musste an einer Aenderung der Pulsfrequenz leicht erkannt werden. Eine solche trat aber weder durch dauernde, noch durch oft unterbrochene, gleichsam tetanisirende Bestrahlung ein. Um bei diesen Versuchen die Wirkung der vom Funkeninductor erzeugten Geräusche auszuschliessen, ging der Apparat während der ganzen Dauer des Versuches und wurden nur die Röntgen-Strahlen zeitweise durch eine Bleiplatte von der Medulla oblongata abgehalten, ohne dass die Versuchsperson erkennen konnte, ob die Strahlen von ihr abgeblendet waren oder nicht.

5. Hr. Prof. Newton Heynemann aus New-York (als Gast) erläutert an der Hand von Mikrophotographien die Art der Blutgefässvertheilung im Herzen; neben der sehr grossen Dichte des Capillarnetzes erscheint ihm besonders bemerkenswerth, dass vielfach kleinste Gefässe (Capillaren) direct aus relativ grossen Stämmen hervorgehen. Ferner macht Vortragender darauf aufmerksam, dass namentlich dort, wo mehrere Muskelfasern aneinanderstossen, sich spiralig gewundene Gefässe finden, welche geeignet scheinen die Blutversorgung auch bei Verschiebungen und Gestaltsveränderungen zu sichern. Die mikroskopischen Praeparate werden nach der Sitzung demonstrirt.

6. Hr. Cowl demonstrirt ein Röntgenbild, welches in Gemeinschaft mit Hrn. Stabsarzt Behrendsen in der Kaiser Wilhelms Akademie, hier, aufgenommen wurde.

Dasselbe, dessen Object ein 9jähriger gesunder Knabe war, zeigt in sehr vollkommener Weise die Knochen des Skelets vom sechsten Halswirbel bis zu den Diaphysen der beiden Femora wie auch die seitlichen Umrisse der Lungen und des Herzens.

In Bezug auf letztere, auf die allein die Aufmerksamkeit gelenkt wurde, ist der Schatten, welcher das Herz, unzweifelhaft in der diastolischen Phase, darstellt, wegen seiner Breite besonders auffallend. Die Breite beträgt mehr als den halben Querdurchmesser des Brustkorbes. In diesem Punkte, wie auch in Betreff eines augenscheinlichen Tiefstandes des Herzens, stimmt dieses Bild mit früheren vom Vortragenden aufgenommenen Röntgenbildern des Brustkastens jugendlicher Individuen überein.[1]

Deutlicher, als dies bisher geschehen, erscheinen auch auf dem vorgelegten Bilde, in Folge der Durchlässigkeit der Weichtheile des Versuchsindividuums, die grösseren Gefässe der rechten Lunge, welche, worauf schon früher[1] aufmerksam gemacht, in Röntgenbildern des Brustkastens, die das Herz zeigen, zu erkennen sind.

Die demonstrirte Aufnahme erfolgte mittelst eines grossen Funkeninductors, der Kaiser Wilhelms Akademie gehörig, und eines Richter'schen Entladungsrohres, welches aus früher[2] von mir in dieser Gesellschaft hervorgehobenen Gründen so weit von der empfindlichen Platte aufgestellt wurde, dass das Herz und die vorderen Enden der Rippen auch deutlicher zum Vorschein kamen.

---

[1] Eine solche Aufnahme ist zum Theil abgebildet und zugleich mit anderen Aufnahmen besprochen in der Nr. 30 der *Berliner klinischen Wochenschrift*, erschienen am 24. Juli.

[2] *Diese Verhandlungen*. 12. Jahrgang. 1895—1896. Sitzung vom 24. April 1896. Abgedruckt in du Bois-Reymond's *Archiv für Physiologie*.

Abgedruckt im „*Archiv für Physiologie*", herausgegeben von E. du Bois-Reymond.

Verlag von Veit & Comp. in Leipzig.

FSC
www.fsc.org
MIX
Papier | Fördert gute Waldnutzung
FSC® C083411

Kolibri 360 GmbH
Ferdinand-Jühlke-Straße 7
99095 Erfurt, Deutschland
produktsicherheit@kolibri360.de